Wolfgang Gerz

Bio-logische Präparate für Diagnose und Therapie in der naturheilkundlichen Praxis

AKSE-VERLAG

Die deutsche Bibliothek – CIP Einheitsaufnahme

Gerz, Wolfgang:
Bio-logische Präparate für Diagnose und Therapie in der naturheilkundlichen Praxis/
Wolfgang Gerz, – 2. Aufl. (überarb.) – München: AKSE-Verlag, 1997
ISBN 3-9805706-1-4

1. Auflage 1995 – 2. Auflage 1997 (überarbeitet)

Layout und Abbildungen: Barbara von Wirth,
Text & Gestaltung, München
Druckerei: Bosch-Druck GmbH, Landshut
ISBN 3-9805706-1-4

Inhalt

Anhang

Vorwort

Dieses Kompendium entstammt meinem Wunsch nach Ruhe.
Seit Jahren habe ich durch die Beschäftigung mit „deutschen" Naturheilverfahren wie Homöopathie, Phytotherapie, F.X. Mayr, Säure-Basen-Regulation, Ableitenden Verfahren auf der einen Seite und „amerikanischen" Methoden wie Orthomolekulare Medizin, Klinische Ökologie und vor allem Applied Kinesiology (AK) auf der anderen Seite eine medizinische Vorgehensweise entwickelt, die eigentlich einfach ist: **bio-logisch**.

Für viele Kolleginnen und Kollegen aber ist dieses bio-logische Vorgehen verwirrend: viele der verwendeten Techniken aus der AK und der modernen manuellen Medizin (Osteopathie, Craniosacrale Therapie, Orale Orthopädie) sind noch zu wenig bekannt, und auch die traditionellen deutschen Naturheilverfahren sind noch nicht breit und offen akzeptiert.
Das Lehrbuch zur Verwendung der AK in der ganzheitlich-naturheilkundlichen Praxis ist 1996 erschienen.

Was noch fehlt – und vor, während und nach den Seminaren immer wieder verlangt wird – ist eine griffige Zusammenstellung der Medikamente und Diagnostika, mit denen wir arbeiten; sozusagen die „Anleitung zum Arbeiten mit dem AK-Testsatz". Diese Lücke hoffe ich, hiermit auszufüllen!

Wer mit einer anderen Methode – z.B. EAV – testet, kann die allermeisten Informationen problemlos übernehmen.
Auch wer (noch) kein bio-energetisches Testverfahren beherrscht, wird viele nützliche Informationen finden, insbesondere zur orthomolekularen Therapie.
Die allermeisten Fragen, zu denen ich etwas zu sagen habe, sollten nachfolgend beantwortet werden.
Zum Glück – oder leider – ist es aber so, daß durch zunehmende Beschäftigung mit einem Gebiet die Fragen nicht weniger werden, sondern mehr.
Auch hier kann dieses Buch hoffentlich nützen: es enthält zum einen Literaturhinweise, gute Laboradressen und Adressen von Lieferanten hochwertiger Präparate, Testsätze usw. .
Zum anderen aber soll es anregen, selbst zu kombinieren, eingefahrene Diagnose- und Therapieschienen zu verlassen und möglichst physiologisch mit möglichst einfachen Mitteln die Patienten zu behandeln.

Achtung: Dieses Buch ersetzt nicht die Untersuchung und Behandlung durch einen fachkundigen Arzt. Alle Angaben über Indikationen und Anwendungsgebiete, Kontraindikationen, Nebenwirkungen, Dosierung und Inhalt der Prä-

parate entsprechen dem besten Wissensstand des Autors zum Zeitpunkt der Fertigstellung des Buches. Trotzdem ist jeder Leser und Anwender aufgefordert, die Beipackzettel der Präparate zu beachten und Indikationen wie Kontraindikationen im Einzelfall selbst zu beurteilen. Die jeweils geltenden gesetzlichen Bestimmungen sind zu beachten!

Über kritische Kommentare und Anregungen würde ich mich freuen; bitte aber schriftlich!

München, Oktober 1995

Wolfgang Gerz
Arzt
Naturheilverfahren – Chirotherapie
Diplomate ICAK

Zur 2. Auflage:

Knapp zwei Jahre nach der ersten wurde diese zweite Auflage notwendig: Durch viele Korrekturen und einige Ergänzungen – für die ich vor allem meinem Freund Hans-Georg Obert und Herrn Apotheker Gernot Knaus danken möchte – und erfreulicherweise durch die Tatsache, daß die erste Auflage vergriffen ist.
Möge auch diese zweite Auflage den Studierenden der AK, aber auch allen anderen InteressentInnen „bio-logischer" Medizin eine Hilfe und Anregung sein!

München, Oktober 1997

Wolfgang Gerz

Korrespondenzanschrift: AKSE / W. Gerz · Sonnenlängstr. 2 · 81369 München
FAX: 089 - 781928

Anleitung zur Verwendung des Buches

1. Bitte lesen Sie als nächstes das Kapitel „Bio-logische Medizin".

2. Wer sich nicht für die Applied Kinesiology interessiert – oder diese bereits beherrscht – kann das Kapitel später oder gar nicht lesen; der Rest des Buches baut nicht darauf auf!

3. Die Präparate, die in meiner Praxis am häufigsten verwendet werden, sind im Hauptteil – zu einzelnen Kapiteln zusammengefaßt – aufgeführt, wobei keinerlei Gewähr für Vollständigkeit besteht.

Bei den Präparaten sind aufgeführt:

- ▶ kurze Hinweise zur Physiologie
- ▶ Anwendungsmöglichkeiten
- ▶ Liefermöglichkeit
- ▶ alle Inhaltsstoffe, soweit bekannt
- ▶ Besondere Hinweise (**„Beachte:"**)
- ▶ Kontraindikationen
- ▶ Nebenwirkungen (falls bekannt)
- ▶ Packungsgrößen/Inhaltsmenge
- ▶ Dosierung
- ▶ AK-Hinweise

Achtung: Das Kürzel „MCC" bei der Inhaltsangabe einiger Präparate steht für „microcristalline Cellulose", ein weitestgehend hypoallergenes Füllmaterial.

Ausnahmen:

a) Nur beispielhaft sind erwähnt:	Beispiel
Bachblüten	Rescue Remedy (Notfalltropfen)
Homöopathische Mittel	Histamin D12
Komplexmittel	Lymphdiaral®, Tonsilla comp.®

Sinngemäß sind alle Homöopathika, Bachblüten und anderen energetischen Heilmittel sowie Komplexmittel einsetzbar; dies wird z.B. an der Vielzahl der möglichen Medikamente im Kapitel „Hormonelle Regulation" gezeigt.

b) Bei einigen, mir besonders wichtig erscheinenden Kapiteln, sind längere Hintergrundarbeiten zu Physiologie, Präparateinhalten und Wirkmechanismen integriert. Diese enthalten jeweils ein eigenes Literaturverzeichnis.

4. Alle in den Kapiteln genannten Autoren finden sich in alphabetischer Reihenfolge im Literaturverzeichnis (Anhang).

5. Mit Ausnahme der wenigen angegebenen Kontraindikationen und Nebenwirkungen sind alle nicht-allopathischen Medikamente so harmlos, daß der Behandler bei entsprechender Klinik auf jeden Fall gemäß den angegebenen Indikationen einen Therapieversuch machen kann.

Häufig wird gerade in der Orthomolekularen Medizin und Phytotherapie ein Teil der Diagnose ex iuvantibus gestellt.

Bio-logische Medizin

Dieser Ausdruck mag für den einen hochgestochen, für den anderen provokant klingen. Was meine ich damit?

Aufgabe des Arztes sollte es sein

a) **möglichst frühzeitig gesundheitliche Störungen zu erkennen**

b) **die erkannte(n) Störung(en) möglichst einfach, risikoarm, billig und kausal zu beseitigen**

c) **dafür zu sorgen, daß die Ursache(n) der Erkrankungen beseitigt oder zumindest minimiert werden**

d) **bei letztlich doch therapieresistenten Erkrankungen dem Patienten möglichst lange eine möglichst gute Lebensqualität zu ermöglichen**

Möglichst frühzeitig heißt im funktionellen Stadium, also vor dem Auftreten von Pathologie.
Hierzu bedarf es aber als conditio sine qua non eines möglichst umfassenden Verständnisses der Anatomie, Physiologie und funktionellen Regelkreise des Menschen.

„Der Arzt muß sich bei jedem therapeutischen Eingriff klar machen, was er bezweckt, und zur Erreichung des vorgesteckten Zieles soll er stets Mittel wählen, welche zufolge zuverlässiger und wiederholter Beobachtung, oder besser noch nach physikalischen Gesetzen, imstande sind, die Ursachen oder die Produkte der Krankheit zu beseitigen."

Naegeli, Otto: Nervenleiden und Nervenschmerzen: ihre Behandlung und Heilung durch Handgriffe, S. 76, 4. Auflage, Haug-Verlag, Heidelberg 1979

Um den Rahmen dieses Kompendiums nicht zu sprengen, seien hier nur stichpunktartig die Elemente angeführt, die der „Schulmedizin" fehlen (wobei dieser Ausdruck suboptimal ist, da ja alle Methoden von hierfür gegründeten Schulen gelehrt werden):

System der Grundregulation nach Pischinger
Akupunkturphysiologie samt daraus abgeleitetes funktionelles Regelkreisdenken
Craniosacrales System der Osteopathie
Moderne manualmedizinische Aspekte aus der Chiropraktik inkl. AK
Bedeutung des Stomatognathen Systems (Orale Orthopädie)
F.X. Mayr
Kenntnis übergeordneter „geistiger" Faktoren und Rhythmen
Homöopathie, Bachblüten und andere energetische Medikamente
Phytotherapie
Orthomolekulare Medizin

Verwendet man möglichst viele der genannten Elemente zur Untersuchung und Therapie – und natürlich auch, wo notwendig, das klassisch-schulmedizinische Wissen – so werden eigentlich automatisch die o.g. Punkte a-d erfüllt; unerläßlich ist selbstverständlich die Kooperation des Patienten (inbesondere für Punkt c).

Die klassische Vorgehensweise bleibt bestehen:

Anamnese

Körperliche Untersuchung

Falls notwendig, Laboruntersuchungen

Falls notwendig, in sinnvoll abgestufter Weise

weitere Untersuchungsverfahren (Sono, Röntgen, ...)

Therapie möglichst kausal, effizient, rationell und: **Primum nil nocere**!

Entscheidend ist aber, daß diese Vorgehensweise bio-logisch durchgeführt wird: mit gesundem Menschenverstand und eben mit dem Hintergrundwissen der in der Schautafel ganz oben auf dieser Seite genannten Aspekte. Nur so können die auf S. 9 genannten Punkte a-d wirklich erfüllt werden!

Dieses Buch nun befaßt sich mit den Präparaten, die in meiner ganzheitlich-naturheilkundlich-bio-logischen Praxis eingesetzt werden. Schematisch kann man sie unterteilen in:

- ▷ **Homöopathika inkl. Nosoden**
- ▷ **Bachblüten und andere energetisch-informationell wirkende Medikamente**
- ▷ **Phytotherapeutika inkl. Komplexmittel**
- ▷ **Orthomolekulare Präparate**
- ▷ **Organextrakte**
- ▷ **Allopathika**

a) Homöopathie inkl. Nosoden

Die Homöopathie wurde vor ca. 200 Jahren von dem deutschen Arzt Dr. Samuel Hahnemann begründet. Er hatte erkannt, daß Substanzen, die beim Gesunden bestimmte Krankheitsbilder hervorrufen, ähnliche Krankheitsbilder bei Kranken heilen können, wenn sie auf eine bestimmte Art („Potenzierung") energetisch verfeinert werden: durch stufenweise erfolgende, immer weitergehende Verdünnung bzw. Verreibung und Verschütteln nach speziellen Regeln, die im homöopathischen Arzneibuch (HAB) festgelegt sind.
Homöopathika sind aus der naturheilkundlichen Praxis nicht wegzudenken, wobei immer mehr Therapeuten auch Komplexmittel und Nosoden verwenden (siehe unten).

Falls nicht anders erwähnt, werden in diesem Buch alle homöopathisch zubereiteten Medikamente als Homöopathika bezeichnet.

1. Einzelmittel

Auf sie sei hier nicht näher eingegangen, sondern auf das umfangreiche Schrifttum verwiesen. Wer intensiver Homöopathie betreiben und testen will, wird sich separate Homöopathie-Testsätze zulegen.

2. Komplexmittel

Siehe auch „Phytotherapeutika"! Komplexmittel sind meist empirisch gefundene Präparatemischungen, mit denen eine „symptomorientierte" Therapie betrieben werden kann. Dies widerspricht zwar dem Credo der klassischen Homöopathie, ist aber in der Praxis äußerst einfach und effizient durchzuführen.

Komplexmittel verwenden wir insbesondere bei folgenden Indikationen:
- ▷ Lymphmittel
- ▷ immunstimulierende Mittel
- ▷ organbezogene Drainagemittel, insbesondere bei klaren Organschwächen und Nosodentherapie (z.B. Solidagoren® bei Pyelonephritis, Populus Splx.® + Cefasept® bei Prostatitis; Carduus marianus Splx.® bei Leberschwäche)

Zur Verwendung von Komplexmitteln bei den verschiedensten Indikationen kann ich die Informationen der verschiedenen Hersteller, insbesondere Fa. Pascoe, empfehlen. Neben den bewährten Similiaplexen und weiteren Komplexmitteln von Pascoe kommen wir mit relativ wenigen anderen Mitteln aus.

3. Nosoden
Dies sind sterilisierte, nach homöopathischen Gesetzen potenzierte Arzneimittel, die aus unterschiedlichen Ausgangsmaterialien hergestellt sein können:

- ▷ aus pathologisch verändertem organischen Material, wie Organteilen und Organen von Mensch und Tier, nach Vorschrift 43 des Homöopathischen Arzneibuches (HAB 1)
- ▷ aus „krankmachenden Faktoren" aus belebten Schadstoffen: abgetötete Kulturen von Bakterien, Viren, Parasiten usw.; Zersetzungsprodukte von Organen; Körperflüssigkeiten, die Krankheitsprodukte oder -erreger enthalten u.a.m.; nach Vorschrift 44 HAB 1.
- ▷ aus unbelebten Ausgangsstoffen wie chemischen Elementen, toxischen Metallen und Umweltstoffen, Medikamenten und Toxinen.

Die Nosode ist also von der Impfung nicht soweit entfernt – nur weniger risikobelastet!
Nosoden sind unersetzliche **bio-logische Therapeutika, aber auch Diagnostika (s. unten!)**

Im übrigen sei zum Arbeiten mit Nosoden auf die umfangreiche Literatur der Firmen Heel und Pascoe verwiesen sowie auf die EAV-Literatur (Voll, Fonk, Kramer u.a.)

b) Bach-Blüten und andere energetisch-informationell wirkende Medikamente

Bach-Blüten setzen wir primär psychosomatisch ein, und das im Sinn des Wortes: meist bringen uns **psychische** Symptome dazu, eine Therapie mit Bach-Blüten zu erwägen, und in einem hohen Prozentsatz (60-70%) reagieren die Patienten gut. Oft aber verschwinden auch somatische Beschwerden mit den richtigen Blüten!
Die wichtige Ausnahme ist **Rescue Remedy (siehe dort)**: Hiermit haben wir oft so dramatische Besserungen körperlicher Akutsymptome (Hämatome, Prellungen, akute Schmerzen anderer Genese) gesehen, daß diese Mischung – auch als Salbe – mittlerweile vor bewährten Homöopathika wie Arnika, Symphytum, Traumeel® usw. steht. Wer mit allen Bach-Blüten arbeiten will, sollte sich einen entsprechenden Satz mit „stockbottles" zulegen, die dann sowohl zum Testen als auch zur Herstellung der Tropfenmischungen verwendet werden können. Im übrigen sei auf die umfangreiche Literatur verwiesen!

c) Phytotherapeutika inkl. Komplexmittel

Hier möchte ich alle nicht potenzierten oder anders energetisch aufbereiteten Pflanzenderivate zusammenfassen, und zwar sowohl Mono- als auch Mischpräparate bzw. Komplexmittel. Letztere bilden einen fließenden Übergang zur Homöopathie, weil sie empirisch gefundene Mischpräparate aus Phytotherapeutika und meist niedrigen Potenzen oder Urtinkturen von homöopathischen Mitteln (z.B. viele Lymphmittel; s. dort) sind.
Der deutsche Standard ist hier unübertroffen; auch viele ausländische Hersteller beziehen ihre Rohware von deutschen Firmen.

d) Orthomolekulare Präparate

Grundkonzept: Durch gezielte, individuell dosierte Gabe von Stoffen, die normalerweise im Körper vorkommen, versucht man in der Orthomolekularen Medizin (OM) die Konzentrationen der im Körper vorkommenden Substanzen so zu beeinflussen, daß Krankheiten verhütet, gebessert oder geheilt werden **und Wohlbefinden und Leistungsfähigkeit des Individuums optimiert werden**.
Verwendet werden Vitamine, Mineralstoffe, Spurenelemente, Enzyme, ungesättigte Fettsäuren und Aminosäuren in möglichst reiner Form.
Die moderne OM integriert immer mehr auch synergistisch wirkende Phytotherapeutika, wie an Beispielen in diesem Buch zu sehen ist (z.B. A.I. Formula®, + CAL +®...).

Diagnose: Sie erfolgt in der OM nach Anamnese, bewährter Indikation, ex iuvantibus und Labor.

In der Praxis ist ein Problem der OM, daß häufig für die einzelnen Substanzen bei diversen Labormethoden keine gesicherten Normwertbereiche existieren, die Messungen häufig zeitaufwendig und teuer sind, gemäß der Symptomatologie des Patienten eine Vielzahl von Substanzen potentiell in Frage kommen und durch all diese Faktoren häufig nicht sicher ist, was therapeutisch eingesetzt werden soll.
Hier kann die Applied Kinesiology ideal helfen! (siehe dort)

Zur OM gibt es umfangreiche Studien und Literatur; siehe hierzu die einzelnen Kapitel und die Literaturübersicht am Ende des Buches!

e) Organpräparate

Hier reicht die Palette von wirklich stofflichen Präparaten wie Adrenal® oder Biogyn® zu den Nosoden, die ja z.T. homöopathisierte Präparate kranker Organe sind, bis zu

homöopathisch aufbereiteten Präparaten **gesunder** Organe, z.B. von WALA oder VITORGAN.
Ich verweise hier auf die umfangreiche Literatur dieser Firmen; in diesem Buch werden sie insbesondere im Kapitel „Hormonelle Regulation" besprochen.

f) Allopathika

Der Einsatz von Allopathika ist natürlich ebenfalls in bestimmten Fällen indiziert, aber eben viel seltener als im heute üblichen Medizinbetrieb. Insbesondere bei Dysbiosen und Schwermetallintoxikationen sind sie oft unerläßlich und ermöglichen manchmal sogar eine elegante funktionelle ex-iuvantibus-Diagnose.

Beispiele:
1. Die Berichte und Studien über Vitamin C füllen Bände; insbesondere seien hier dringend die neuen Informationen der Fa. Pascoe empfohlen.
Was spricht dagegen, bei jedem Infekt, der nicht lebens- oder akut organbedrohlich ist, hochdosiert oral und als Infusion Vitamin C zumindest versuchsweise einzusetzen – und erst einmal kein Antibiotikum oder gar Virostatikum?
Die einzige Nebenwirkung ist Durchfall!

2. Was spricht dagegen, Fieber nicht als negativ, sondern als abwehrfördernd anzusehen und es deshalb – zumindest bis 40° – überhaupt nicht zu bekämpfen, sondern es sogar noch z.B. durch Lindenblütenteee zu fördern?

3. Blähungen und Durchfall im Wechsel mit Verstopfung sind ein häufiges Symptom. Ergibt die einfache körperliche Untersuchung keine anderen Hinweise, ist als erste Therapiemaßnahme eine strenge Anti-Pilz-Diät mit gleichzeitiger antimykotischer Therapie indiziert (siehe Nolting!).
Bei den meisten Fällen bessert sich innerhalb weniger Tage die gesamte Symptomatik; die Diagnose erfolgt dann ex iuvantibus!
Hilft das immer noch nicht, sollte Ozovit® gegeben werden; auch dies ermöglicht eine schnelle ex iuvantibus-Diagnose (s. Dysbiose/Ozovit®).

4. Ein kleines Kind fällt die Treppe hinunter, schreit wie am Spieß und hat ein riesiges „Horn" auf der Stirn. Was spricht dagegen, sofort Rescue-Salbe auf die Prellung zu geben + einige Tropfen von Rescue auf die Zunge – und dann alle übrigen indizierten Maßnahmen einzuleiten? – Und: was schließt man daraus, wenn das Kind zehn Minuten später wieder vergnügt spielt?!

5. Bei allen unklaren Allergien steht – wenn man nicht mit AK, EAV oder anderen Methoden testen kann – als Grundmethode aus der Klinischen Ökologie das voll-

ständige Fasten (mit Darmreinigung und viel Trinken) und dann nachfolgender Auslaßdiät zur Verfügung.
Was schließt man bio-logisch, wenn dadurch Allergien, rheumatische Beschwerden oder auch psychische Beschwerden (z.B. depressive Verstimmungen) innerhalb von wenigen Tagen besser werden?

6. Ein schwacher und schmerzhafter Muskel (z.B. Deltoideus) wird sofort stark im AK-Test und schmerzfrei, wenn der Patient einige Tropfen Histamin D12 auf die Zunge erhält.
Bio-logische Diagnose: Histamin-vermittelte Schmerzsymptomatik und damit Therapiemöglichkeit über Allergenkarenz und bio-logische Antihistaminika wie Calcium, Magnesium, Zink, Vitamin B_6, Methionin, $NaHC0_3$...

7. Osteoporose bedeutet immer gestörten Calciumstoffwechsel. **Bio-logisch** ist nicht die Gabe von Östrogenen, Fluor oder Calciumcarbonat – der am schlechtesten verwertbaren Calciumverbindung –, sondern erst einmal eine sinnvolle Labordiagnostik (Bayer, Laborgemeinschaft Bayerischer Ärzte!) und dann eine entsprechend ausgerichtete Therapie (siehe Kapitel „Mineralstoffe und Spurenelemente: Calcium“)

8. Ein schwacher Muskel wird im AK-Test normoton stark durch oralen Challenge mit etwas Zink.
Bio-logische Konsequenz: Der Patient braucht momentan Zink und wird es erhalten; gleichzeitig sollte man sich aber auch überlegen, warum er Zink braucht → hat er etwa eine Amalgambelastung? Oder Allergien? Oder eine Candidose? Oder alles zusammen? Und: zeigt er körperliche Symptome eines Zinkmangels wie weiße Flecken an den Fingernägeln, Haarausfall, Prostatitis usw.??
Natürlich wird man dann entsprechend weiter suchen und gemäß Befunden vorgehen; also natürlich Zink geben – aber nicht nur!

9. Wenn man einem Patienten Zink, Calcium, Magnesium, Vitamin C oder B_6 oder irgendein anderes orthomolekulares Präparat geben will, dann will man eigentlich nur diese Substanz, und zwar in möglichst gut resorbierbarer Form, geben; keinesfalls aber Kleber, Farbstoffe, Füllmittel, E-Substanzen usw. **Diese sind nämlich nicht orthomolekular!**
Bio-logische Konsequenz: lesen Sie die „Rote Liste“, die Beipackzettel bzw. die Listen über Inhaltsstoffe in- und ausländischer Präparate und vergleichen Sie mit den in diesem Buch genannten Präparaten!

10. Als letztes Beispiel sei das Thema Labordiagnostik angesprochen:

▶ **Schwermetallproblematik**
In jedem Lehrbuch der Toxikologie steht, daß Blut- und Urinmessungen nur im Akut-

stadium sinnvoll sind. **Logisch** ist also der DMPS-Test, da er sinnvoll mobilisiert und dann mißt!
Auch die Haaranalyse ist nur für die organische Quecksilberintoxikation (z.B. aus Meeresfrüchten) sinnvoll, nicht aber für das überwiegend anorganische Hg aus Amalgamfüllungen.

▶ Mineralstoffe und Spurenelemente
99% des Eisens, 90% des Kaliums, 90% des Zinks, 70% des Magnesiums und 70% des Selens sind in den zellulären Bestandteilen des Blutes enthalten und entgehen bei der alleinigen Untersuchung des Serums der Bestimmung (nach Bayer).
Die wesentlichen biochemischen Funktionsleistungen dieser Elemente spielen sich aber intrazellulär ab!!

Was ist die Konsequenz? Idealerweise untersucht man jede einzelne biochemische Substanz in dem Medium, das sich auf Grund von Vergleichsuntersuchungen als das Beste erwiesen hat.
Bei Magnesium und Zink ist das der Erythrozyt.
Bio-logisch, weil billiger und für mehrere Elemente gleichzeitig sinnvoll, ist die Vollblutanalyse (Bayer).
Dann erhält man Ergebnisse, die z.B. erklären, warum so viele Praktiker schon mit Magnesium erfolgreich therapiert haben, obwohl die Serumwerte immer im Normalbereich waren.

▶ Säure-Basen-Haushalt
Führt man die Blutgasanalyse nach Jörgensen oder, noch einfacher und wahrscheinlich aussagekräftiger, die Urin-Titration nach Sander (Bayer, Glaesel) durch, so erhält man für viele chronische Erkrankungen auch den laborchemischen Nachweis der Azidose und kann den Therapieverlauf entsprechend dokumentieren!

So gäbe es noch viele weitere Beispiele. Entscheidend ist der Einstieg: einfach loslegen, ab dann geht es bio-logisch immer weiter!

Im Anhang habe ich die Laboradressen aufgeführt, die wirklich gute und sinnvolle Laboruntersuchungen, aber auch exzellentes Informationsmaterial anbieten:
Sie müssen es nur anfordern!!

Applied Kinesiology (AK)

AK ist ein System zur Diagnose von Körper(fehl)-Funktionen, das 1964 vom amerikanischen Chiropraktiker George Goodheart jr. erstmals vorgestellt wurde.
Die AK-Untersuchung erfolgt durch Testung einzelner Muskeln des Patienten in einer definierten Testposition vor und nach einem gezielten Probereiz, den wir in der AK **Challenge** nennen:

Definition:
In der AK bedeutet Challenge die Testung eines oder mehrerer Muskeln während oder unmittelbar nach einer gezielten Provokation oder Testexposition.
Beim Challenge wird der Patient einem strukturellen, chemischen oder mentalen Testreiz ausgesetzt.

Mit dem Challenge bietet die AK eine einzigartige Diagnosemethode, um die Art der Störung des Organismus zu determinieren, funktionelle Zusammenhänge zwischen den einzelnen Systemen und Regelkreisen sichtbar und für Patient und Therapeut spürbar darzustellen und die bio-logische Behandlungsweise für den Patienten festzulegen.

Der Mensch an sich selbst,
insofern er sich seiner gesunden Sinne bedient,
ist der größte und genaueste
physikalische Apparat, den es geben kann;

und das ist eben das größte Unheil der neueren Physik,
daß man die Experimente
gleichsam vom Menschen abgesondert hat
und bloß in dem, was künstliche Instrumente zeigen,
die Natur erkennen,
ja, was sie zu leisten imstande ist,
dadurch beschränken und beweisen will.

Johann Wolfgang von Goethe
Vermischte Schriften. Insel 1966

Challenge-Arten

1.Strukturell/Mechanisch
  a) Wirbelsäule und Becken
  b) Schädelknochen und „Stomatognathes System“
  c) Muskulatur
  d) Extremitätengelenke
  e) Innere Organe („viscerale Osteopathie“)

2. Im weiteren Sinn und so ganzheitlich gesehen wie man will, können wir den Patienten darauf untersuchen, wie sein Körper auf Reize jeglicher Art reagiert. Dies können alle Arten belastender Stressoren, aber auch Heilmittel oder unterstützende Faktoren sein. In diesem Fall verwenden wir dann nicht mehr unbedingt die bekannten Muskel-Organ-Meridian-Zuordnungen, sondern arbeiten mit „Indikatormuskeln“ nach folgendem Prinzip:

Mögliche Muskelreaktionen durch Challenge

Ein **schwacher** Muskel kann
schwach bleiben — **normoton** werden — **hyperton** werden

Ein normotoner Muskel kann
schwach werden — **normoton** bleiben — **hyperton** werden

Ein **hypertoner** Muskel kann
schwach werden — **normoton** werden — **hyperton** bleiben

Folgende Gebiete können so untersucht werden:
- **Medikamente und Heilmittel jeglicher Art**
- **Störfelder/Herde**
- **Allergien und Unverträglichkeiten**
- **toxische Belastungen**
- **psychische Probleme**
- **sonstige Stressfaktoren (Umwelt, Geopathie…)**

Die Schlußfolgerungen aus den Testbefunden sollten sich unbedingt an der klinischen Erfahrung, der Physiologie und dem gesunden Menschenverstand orientieren; v.a. bei schwerwiegenderen Entscheidungen sind zusätzliche Messungen oder Untersuchungen dringend zu empfehlen, so daß die AK-Untersuchung keinesfalls als alleiniges Diagnostikum verwendet wird.

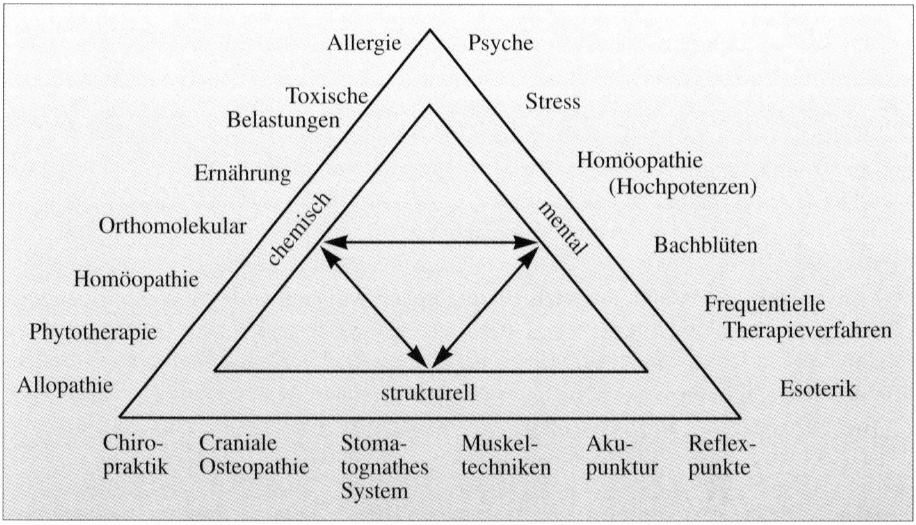

Der AK-Test mit Heilmitteln und Medikamenten

1. Voraussetzungen

Grundsätzlich werden alle stofflichen Präparate idealerweise in Schleimhautkontakt (Mund oder Nase) getestet; energetische Medikamente in normalem Hautkontakt, idealerweise in Glasampullen oder Fläschchen, da Glas elektromagnetische Schwingungen nicht aufhebt.

Wir testen nach folgendem Schema:

Schwacher oder hypertoner Muskel

↓

Welches Heilmittel/Medikament macht normoton stark?

...Dann sollten aus dem Testergebnis die logischen Schlüsse gezogen werden! Dieses Vorgehen gilt für alle therapeutischen Präparate!

Beispiel:
Ein schwacher Muskel wird normoton stark durch oralen Challenge mit etwas Zink. Schlußfolgerung: Der Patient braucht momentan Zink und wird es erhalten; gleichzeitig sollte man sich aber auch überlegen, warum er Zink braucht → hat er etwa eine

Amalgambelastung? Oder Allergien? Oder eine Candidose? Oder alles zusammen? Und: zeigt er körperliche Symptome eines Zinkmangels wie weiße Flecken an den Fingernägeln, Haarausfall, Prostatitis usw.??
Dies wäre ein Beispiel für bio-logische Medizin!

2. AK in der Orthomolekularen Medizin (OM)

Hier bietet die AK zusätzlich zu den normalen orthomolekularen Untersuchungsmethoden einen unschätzbaren Vorteil:

Man kann sofort die Reaktion des Körpers auf eine fragliche Substanz testen!
▶ Identifizierung unverträglicher Medikamentenzubereitungen

Dies ist ein Problembereich bei Patienten mit Allergien bzw. Unverträglichkeiten, klinisch-ökologischen Krankheiten, Intoxikationssyndromen u.a.
Häufig ist es nämlich so, daß der Patient die vom Arzt gedachte orthomolekulare Substanz braucht, aber eben nicht in der Zubereitungsform, in der er sie erhält.
Vor allen Dingen bei Tabletten und Dragees darf nämlich die pharmazeutische Industrie den eigentlichen Wirksubstanzen eine Vielzahl von Begleitstoffen beimengen, ohne diese für Arzt und Patient genau ersichtlich angeben zu müssen.

Bei guter Testung mit AK könnte in so einem Fall zum Beispiel folgendes auftreten: Ein schwacher Testmuskel (z.B. Deltoideus) wird durch eine Vitamin C-Tablette zuerst stark, dann aber, nachdem die Tablette weitere 25-30 sec. im Mund belassen wird, wieder schwach – und nicht nur er, sondern auch alle übrigen Muskeln. Dies erklären wir in der AK so, daß der Körper offenbar zuerst über sein orales Rezeptorsystem die therapeutisch wichtige Substanz (Vitamin C) erkennt, was zur Stärkung des schwachen Muskels führt.

Dann aber registriert der Körper auch die übrigen in der Tablette enthaltenen Substanzen: Beispielsweise könnten dies Lactose, Magnesiumstearat, Macrogol 6000, Talkum, Calciumcarbonat, Methacrylsäure, Copolymerisat Typ A, Polyvidon, Dibutylphthalat, gelbes Wachs, Carnaubawachs, Farbstoffe E 110, E 124 und Geruchsstoffe sein (Zusatzstoffe eines bekannten deutschen Enzympräparates laut „Roter Liste“).

Welcher verantwortungsbewußte Therapeut wird nun dem Patienten diese Dragees verschreiben?

Die einzig logische Konsequenz: der Therapeut muß genau wissen, was in welcher Menge in der Medikamentenzubereitung enthalten ist (Positivdeklaration)!

▶ Aufdeckung von antagonistisch wirksamen Substanzen und ihrer Wirkung auf den Körper

Die meisten in der orthomolekularen Medizin eingesetzten Substanzen haben teilweise auch antagonistische Beziehungen zueinander.

Was heißt das?
Viele wissen, daß z.B. Calcium und Magnesium in gewisser Weise Gegenspieler sind. Tatsächlich ist es so, daß zwischen allen Mineralstoffen und Spurenelementen gewisse synergistische und auch antagonistische Beziehungen bestehen. Einige der für den klinischen Alltag wichtigsten seien kurz aufgeführt:

Eisen	–	Kupfer
Zink	–	Kupfer
Calcium	–	Magnesium

Ähnliche Beziehungen gibt es auch zwischen einzelnen Vitaminen!!

z.B. Vitamin B_1 – Vitamin B_3

Da jeder Patient individuell zu sehen ist, und andererseits ein gewisser Patient durchaus gleichzeitig an einem Mangel an Kupfer, Eisen und Zink leiden kann, ergibt sich in der Praxis häufig die Frage, wie, wann und wie oft die fehlenden Substanzen gegeben werden sollen.

Die AK kann hier helfen: Hat nämlich ein Patient z.B. von der durchaus als positiv zu beurteilenden Substanz Zink derzeit eher zuviel zur Verfügung, so würde ein starker Testmuskel durch die orale Gabe von etwas Zink schwach werden. Die durch Zink erzielte Schwäche könnte dann z.B. durch Kupfer oder Eisen ausgeglichen werden. Vor allem bei sehr empfindlichen Patienten ist es so möglich, die Therapie durchaus sogar jede Woche der veränderten Reaktionslage des Patienten anzupassen.
Voraussetzung dieser Art von Testung ist natürlich weitestgehende Reinheit der Testpräparate und genaue Kenntnis ihrer Zusammensetzung !

▶ Spürbare Zusammenhänge zwischen Schmerzzuständen und vor allem „orthopädischen“ Beschwerden und orthomolekularen Heilmitteln

Eine der faszinierendsten Möglichkeiten der AK ist die Verwendung orthomolekularer Reinsubstanzen bei Schmerzsyndromen. Es hat sich nämlich gezeigt, daß in den meisten Fällen akut oder chronisch schmerzhafte Muskeln im AK-Test sofort mit einer Stärkung und weitgehenden Schmerzfreiheit reagieren, wenn die vom Körper am dringendsten benötigte(n) Substanz(en) auf die Zunge gegeben wird. Der Körper

scheint regelrecht zu erkennen, was ihm fehlt, und bedankt sich dann damit, daß die vorher häufig so schmerzhafte Anspannung des Muskels nun schmerzfrei und fast ungehindert möglich ist.
Das Phänomen erscheint geradezu unglaublich, ist aber für den Patienten immer wieder äußerst eindrucksvoll und bringt ihn dann natürlich dazu, die getesteten Substanzen brav und regelmäßig zu nehmen, aber auch eventuell sich ergebende Diätkonsequenzen (Meidung von Nahrungsmittelallergenen!) zu befolgen. Dem Arzt und Untersucher zeigt die plötzliche Schmerzfreiheit durch die Gabe der richtigen orthomolekularen Substanz(en), wo „der Hase im Pfeffer liegt".
Die genauen Wirkmechanismen dieses Vorgangs verstehen wir derzeit noch nicht; sicher wird die Forschung hierfür eine rationale Erklärung liefern können.
Häufig lassen sich so viele oft lange Zeit nicht erfolgreich behandelbare Schmerzsyndrome und sogar wirkliche rheumatische Erkrankungen erfolgreich behandeln.

▶ **Mitarbeit des Patienten (Compliance)**

Im Gegensatz zu allen anderen Diagnoseformen geben wir in der AK therapeutisch eine Substanz, die für den Patienten sicht- und vor allen Dingen fühlbar eine Schwäche positiv beeinflußt hat.
Die Patienten werden deshalb die so gefundenen Therapeutika sicher bereitwilliger und konsequenter einnehmen, als wenn diese nur nach einem kurzen therapeutischen Gespräch oder Laboruntersuchungen verordnet worden wären.

Dosierungen:
Eine AK-Testung hierfür ist sinnlos; vielmehr gelten die Regeln der orthomolekularen Medizin und der gesunde Menschenverstand!

3. Nosodentestung

Mit Ihnen können im AK-Test leicht und eindrucksvoll genau untersucht werden:

▷ **fragliche Herdbefunde** z.B. Tonsillitis, Appendicitis, Ostitis, Pulpitis, usw.

▷ **chemisch-toxisch-allergische Störfaktoren** z.B. Silberamalgam, Plumbum, Pentachlorphenol, Nicotinum usw.

▷ **bakterielle, virale und parasitäre Belastungen** z.B. Salmonella, Streptococcinum, Herpes simplex, EBV und diverse Darmnosoden (bakteriell und parasitär; siehe „Dysbiose")

▷ **erbliche Belastungen („Erbnosoden")**

▷ **biochemische Stoffwechselprobleme** z.B. mit „Stoffwechsel-Nosoden“, die aus Schlüsselsubstanzen des körpereigenen Stoffwechsels gewonnen werden, wie Histamin D12 (siehe „Allergiediagnostik“)

Grundprinzip der Nosodentestung:

Schwacher oder hypertoner Muskel	→	**Welche Nosode in welcher Potenz macht normoton?**

Im wesentlichen wird mit drei Arten von Präparaten gearbeitet:

▷ Feststehende Nosodenmischungen oder Nosodenkomplexe, v.a. von den Firmen Heel (Injeele®) und Pascoe. Ich persönlich arbeite zur schnellen Übersichtstestung als auch – bei entsprechender Indikation – zur Therapie hervorragend mit den **Pascoe-Nosoden:**

▷ Insgesamt 28 Testampullen decken die Organsysteme, Intoxikationsbereiche und sonstigen chronischen Störfaktoren für das Immunsystem ab. Meiner Erfahrung nach kann man mit den Pascoe-Nosoden alleine ca. 75-90% aller Belastungen erfassen.

▷ Das umfassendste, genaueste und auch am meisten eingesetzte Diagnose- und Therapiearsenal ist von Staufen Pharma: Einzelnosoden in verschiedensten Potenzen. Für diese Präparate gelten folgende Regeln:

▷ Je niedriger die optimal testende Potenz, desto akuter bzw. aktueller oder materieller ist der Krankheitsprozeß

▷ Je höher die getestete Potenz, desto mehr ist die schädigende oder irritierende Information aus dem feinstofflichen oder informationellen Bereich.

Beispiele:

Silberamalgam D6	→	akute Amalgambelastung
Silberamalgam D200	→	informationelle, meist „alte“ bzw. Restbelastung
Epstein-Barr-Virus D4	→	akute Belastung mit EBV
Ascarides D5	→	dringender Verdacht auf Ascaridenbefall
Sinusitis maxillaris D4	→	aktuelle Belastung der Kieferhöhle
Sinusitis max. D30	→	„alte“ informationelle Kieferhöhlenbelastung

Kieferostitis D3	→	akuter Knochenprozeß im Ober- oder Unterkiefer
Kieferostitis D30	→	informationelle Störung, höchstwahrscheinlich keine OP-Indikation

usw.

Die sog. „Potenzierten Organpräparate“ der Fa. WALA werden aus gesundem fetalem Gewebe verschiedenster Genese hergestellt.
Diagnostisch geht man praktisch genau umgekehrt vor wie bei den Staufen-Präparaten:

▷ Je höher die getestete Potenz, desto entzündlicher/akuter ist der Krankheitsprozeß.

▷ Je tiefer die getestete Potenz, desto „degenerativer“ bzw. „aufbaubedürftiger“ ist der pathologische Zustand.

Die höchste Potenz der Organ-Nosoden ist D30, die tiefste D3.

Beispiele:

Pancreas D6	→	Pankreas-Schwäche, zur Unterstützung
RES D5	→	Schwäche des retikulo-endothelialen Systems
Gl. thyreoidea D30	→	Überfunktion oder „-itis“ der Schilddrüse
Pulpa dentis D30	→	akute Pulpitis
Mandibula feti D5	→	degenerative Veränderung im Unterkieferbereich

Alle genannten Beispiele sind bio-logisch, weil eben nur der Organismus auf eine bestimmte Potenz einer bestimmten Nosode reagiert, der eine entsprechende Belastung hat. Die weitere Vorgehensweise sollte sich natürlich nach den auf Seite 9 genannten Kriterien a-d richten!

Allergiediagnostik

Zur bio-logischen Allergiediagnostik von Problemen, die mit spezifischen Mediatorsubstanzen verbunden sind, werden in der AK insbesondere eingesetzt:

- **Histamin D12 und die Aminosäure L-Histidin für histaminassoziierte Probleme**
- **Pancreo-CK (PCCK) und Zink für kininvermittelte Probleme**
- **Zink und Kupfer in Verbindung mit Thymus-TL für thymusassoziierte Probleme**
- **Phosphatidylcholin und Vitamin B_3 für cholin- und leberassoziierte Probleme**

Zu den einzelnen Substanzen:

Histamin D12: Eingesetzt in der Regel als Tropfen oder Ampulle von Staufen Pharma.

L-Histidin: Hier wird die reine Aminosäure als Pulver verwendet (Bestellung durch Apotheke).

PCCK: Dies ist cholecystokininhaltiger Pankreasextrakt, der bei Positivreaktion auf kininvermittelte Phänomene hinweist.

Das primäre Antidot ist in 95% der Fälle **Zink**!

Phosphatidylcholinkonzentrat: Cholin ist die Vorläuferstufe von Acetylcholin, der Mediatorsubstanz des Parasymphatikus.
Phosphatidylcholine® (Thorne) liefert Cholin in konzentrierter und optimal resorbierbarer Form. Zusammen mit Vitamin B_3 (siehe dort) liefert Phosphatidylcholine® bei positiver Reaktion im AK-Test den Hinweis auf gesundheitliche Probleme, die mit Störungen des Parasympathikus sowie Leber/Galle assoziert sind.

Thymusassoziierte Probleme: Hier spielen die Mineralien Zink und Kupfer (siehe dort) eine entscheidende Rolle in Bezug auf die Thymusfunktion. Weitere Informationen: siehe AK-Ausbildung.
Weitere Hinweise zur Verwendung dieser Testsubstanzen und der entsprechenden therapeutischen Konsequenzen bei positivem Ergebnis können in der AK-Ausbildung erworben werden.

Literatur: „Lehrbuch der AK in der naturheilkundlichen Praxis" (Wolfgang Gerz, AKSE-Verlag)

Aminosäuren

Verschiedene essentielle und nicht-essentielle Aminosäuren sind für praktisch alle lebenswichtigen Stoffwechselvorgänge unerläßlich. Außer einer schlicht und einfach zu geringen Zufuhr oder Absorption von Protein kommt es – auch und gerade in der westlichen Welt – gar nicht so selten zu einem selektiven Mangel einzelner Aminosäuren bei gleichzeitigem Überangebot an Gesamtprotein. Hier hilft dann die selektive Gabe dieser fehlenden Aminosäuren.

Die Laboranalytik ist schwierig, da gesicherte Angaben über Optimalbereiche meist nicht vorliegen. Mit AK ist die Testung einfach; andererseits ist auch ohne Testung bei entsprechender Klinik immer ein Therapieversuch indiziert!

Will man mit AK schnell testen, ob überhaupt die Gabe von Aminosäuren sinnvoll ist, empfiehlt sich ein Präparat wie Metaplex® (s. unten), das alle wichtigen Aminosäuren enthält.

Beachte: Denke daran bei generalisierter Schwäche (selten bei generalisiertem Hypertonus) und generell schlechtem Ansprechen auf verschiedenste TL- oder Challengeformen!

Metaplex® (Thorne)

Lieferbar: Als OP mit 150 Kapseln

Inhaltsangabe pro Kapsel: L-Alanin, L-Threonin, L-Cystein, L-Isoleucin, L-Tyrosin, L-Glutamin, L-Valin, L-Serin, L-Lysin, L-Histidin, L-Arginin, L-Leucin, Glycin, L-Prolin, L-Carnitin zu gleichen Teilen, Biotin 100 mcg, Alpha-Ketoglutarsäure 50 mg, Ferulasäure 75 mg, Chrom 25 mcg

Dosierung:
3 x 1-3 Kapseln/d

Acetyl-l-Carnitin

Ähnlich wie Carnitin verbessert diese natürlich vorkommende Substanz den Transport langkettiger Fettsäuren durch die Mitochondrienmembran. Acetyl-l-Carnitin ist von der Struktur her dem Acetylcholin ähnlich, fördert das Enzym Cholinacetyltransferase und damit die Synthese und Freisetzung von Acetylcholin und wirkt somit insbesondere unterstützend für die Gehirnfunktionen und das periphere Nervensystem:

▷ Förderung der mitochondrialen Energieproduktion

▷ Förderung der Cytochromoxydase-Aktivität (Atmungskette)

▷ Steigerung der Gehirndurchblutung

▷ Erhöhung des reduzierten Glutathions und des CoQ_{10}

▷ Antioxidative Wirkung

Acetyl-l-Carnitine® 500 mg (PE)

Lieferbar: Als OP mit 60 Kapseln

Inhaltsangabe pro Kapsel: Acetyl-l-Carnitin 500 mg, Ascorbylpalmitat 8 mg, MCC

Dosierung:

1-2 x 1 Kapsel/d zwischen den Mahlzeiten

Carnitin

L-Carnitin ist eine Aminosäure, die hauptsächlich, aber nicht ausschließlich, im Skelettmuskel vorkommt. Die Hauptfunktion von Carnitin ist die Regulierung des Fettstoffwechsels. Es transportiert Fettsäuren in die Mitochondrien, wo sie durch Oxidation in Energie umgewandelt werden. Normalerweise produziert die Leber genügend L-Carnitin. Bei Mangel an Lysin, Methionin, B_6, Eisen, Vitamin C und bei Mangel oder subnormaler Bildung von alpha-Ketoglutarsäure kann es jedoch zu einem mehr oder weniger erniedrigten L-Carnitin-Spiegel kommen.

Angeborene Fehler im L-Carnitin-Stoffwechsel können zur Verschlechterung der Gehirnfunktionen, gradueller Muskelschwäche, Duchenne-ähnlicher Muskeldystrophie und extremer Muskelschwäche mit Fettansammlung in den Muskeln führen.

L-Carnitin ist ein essentieller Nährstoff bei Dialyse-Patienten, Propionsäure-Azidurie oder anderen organischen Azidurien.

Anwendungsmöglichkeiten:

▶ Dialyse

▶ Herzrhythmusstörungen

▶ Hyperlipidämie

▶ Hypoglykämie

▶ Kardiomyopathie

▶ Koronare Herzkrankheit

▶ Muskelschwäche

▶ Steigerung der sportlichen Ausdauer

▶ Zirrhose oder andere Lebererkrankungen

l-Carnitine® (PE)

Lieferbar: Als OP mit 60 Kapseln

Inhaltsangabe pro Kapsel:	L-Carnitin	340 mg
	Ascorbylpalmitat	12 mg
	MCC	

Dosierung:
Normal: 3 x 1/d zu den Mahlzeiten
Maximal: 3 x 2/d zu den Mahlzeiten

Glutamin

Dies ist die im Körper häufigste Aminosäure und wird bei metabolischem Stress zur Unterstützung des Magen-Darm-Traktes, für Reparaturvorgänge in Organen und zur Förderung der natürlichen Abwehr benötigt. Es ist die entscheidende Aminosäure für den Stoffwechsel der Enterozyten des Dünndarms und fördert die wichtigsten Immunfunktionen der Dünndarm-Mucosa:

▷ Erhöhung der Mucosadicke
▷ Höhenzunahme der Villi
▷ Verbesserung der Stabilität bzw. Heilung der Mucosa
▷ Abnahme der Translokation von Bakterien durch die Mucosa
▷ Zunahme des sekretorischen IgA

l-Glutamine® 1 gram (PE)

Lieferbar: Als OP mit 90 und 250 Kapseln oder als Pulver

Inhaltsangabe pro Kapsel:	1000 mg L-Glutamin + 10 mg Ascorbylpalmitat
Inhaltsangabe als Pulver:	227 Gramm L-Glutamin/Dose

Dosierung:
3-20 Gramm/d zwischen den Mahlzeiten

Beachte: In den verschiedenen Studien zu Glutamin wurden teilweise sehr hohe Dosen mit gutem Erfolg und praktisch ohne Nebenwirkungen eingesetzt.

Glycin

Diese einfachste nicht-essentielle Aminosäure ist wichtig für viele Stoffwechselschritte, zur Entgiftung, als Bestandteil des Glutathions – und ein wichtiger inhibitorisch wirkender Neurotransmitter.

Glycine® (Thorne)

Lieferbar: Als OP mit 200 Kapseln

Inhaltsangabe pro Kapsel: Glycin 500 mg

Dosierung:

2-3 x 1-2 Kapseln/d

Beachte: AK-Literatur von Goodheart und Schmitt zu Glycin!

Lysin

Diese essentielle Aminosäure kommt in hoher Konzentration in der Muskulatur vor und ist eine wichtige Komponente des Collagens. Sie hilft dem Immunsystem, insbesondere bei Erkrankungen, die mit einer Erhöhung des Argininspiegels einhergehen: Herpes!!

l-Lysine® (PE)

Lieferbar: Als OP mit 90 Kapseln

Inhaltsangabe pro Kapsel: 500 mg L-Lysin + 5 mg Ascorbylpalmitat

Dosierung:

3 x 1-2 Kapseln/d zwischen den Mahlzeiten

Beachte: Bio-logisch ist allerdings auch die Beachtung einer „Anti-Herpes-Diät", also mit viel Lysin-reichen Nahrungsmitteln und wenig Arginin-reichen Nahrungsmitteln, siehe Tabelle nächste Seite.

Methionin

L-Methionin ist eine schwefelhaltige essentielle Aminosäure, die Vorstufe von Cystein und Taurin.

Physiologische Wirkungen:

- ▶ Es wird in Gewebeproteinen und Enzymen eingegliedert und ist ein Bestandteil physiologisch aktiver Peptide wie Methionin-Encephalin und verschiedener Endorphine.
- ▶ Es liefert Methylgruppen für Katecholamine, die Cholinsynthese und Kreatinbildung.
- ▶ Chronisch beeinträchtigter Methioninstoffwechsel ist verbunden mit Nahrungsmittelunverträglichkeiten, mentalen Störungen, degenerativen Krankheiten, Lernstörungen, Osteoporose und kardiovaskulären Problemen.
- ▶ Es verringert den Histaminspiegel im Blut durch Förderung des Abbaus. Es kann bei Kupfervergiftung und zur Senkung des Serumkupfers eingesetzt werden.

Wolfgang Gerz
Arzt
Naturheilverfahren-Chirotherapie

Sonnenlängstr.2
81369 München
Tel. 089/7809331
Fax 089/781928

Lysin-Diät verhindert Herpesausbruch

Lysin-Nahrung erhöhen			**Arginin-Nahrung meiden!**		
mg	**Lysin**	**Portion**	**mg**	**Arginin = Lysin mindernd**	
900	Fisch, frisch	120 g	2.200	Hasel-, Erdnüsse	1/2 Tasse
700	Huhn & Fleisch	120 g	800	Walnüsse	1/2 Tasse
520	Ziegenmilch	1 T	700	Mandeln	1/2 Tasse
420	Kuh-, Schafsmilch	1 T	650	Kakao,Chocolate	1/2 Tasse
410	Mungobohne gek.	1/2 T	450	Sesam, Cashew	1/2 Tasse
500	Mungobohnenkeime	1 T	300	Carob-Pulver	1/2 Tasse
500	Buchweizen ganz	1 T	290	Cocosnuß, Pistazien	1/2 Tasse
270	Bohnen,gekocht	1/2 T	210	Kichererbssen	1/2 Tasse
190	Edelhefe-Pulver	1 EL	190	Brauner Reis	1/2 Tasse
130	Soja-Bohne gek.	1/2T	160	Weißbrot-Scheiben	2 Stück
120	Ei (3 Minuten)	1 St.	130	Haferfl., Rosinen	1/2 Tasse
280	Frischkäse	30 g	120	Sonnenbl.-Kerne	1/2 Tasse

(T=Tasse)

nach Halima Neumann

Hochdosierte Methioningabe sollte von angemessener Vitamin B_6-Zufuhr begleitet sein.

Anwendungsmöglichkeiten:
- Allergien
- Asthma
- Depression
- Erhöhte Histaminspiegel
- Erhöhte Östrogenwerte
- Erhöhtes Serumkupfer
- Katarakt
- Morbus Parkinson

Kontraindikationen:
Überempfindlichkeit gegen Methionin

L-Methionine® (PE)

Lieferbar: Als OP mit 60 Kapseln

Inhaltsangabe pro Kapsel:	L-Methionin	375 mg

Dosierung:
Normal: 2-3 x 1/d zu den Mahlzeiten
Maximal: 3 x 2/d zu den Mahlzeiten

Beachte:
- ▶ Methionin ist besonders wichtig für die Leber
- ▶ Bei gewissen Harnwegsinfekten kann es begleitend oder als Ersatz für Antibiotika zur Säuerung des Urins eingesetzt werden!

N-Acetylcystein

N-Acetylcystein (NAC) ist ein Derivat der in der normalen Ernährung vorkommenden Aminosäure L-Cystein. NAC wird traditionell als Mukolytikum bei der Behandlung von verschiedenen Krankheiten der Atemwege, wie akute Bronchitis, chronische Sinusitis und seröse Otitis media eingesetzt.

NAC ist aber auch ein hochwirksames Antioxidans, das freie Radikale vernichtet und die T-Zellbildung stimuliert. Bei Einnahme von NAC wurde beobachtet, daß die Gewebespiegel von Glutathion ansteigen, das eine Schlüsselsubstanz des antioxidativen Systems ist.
NAC wirkt auch als Chelatbildner bei Schwermetallvergiftungen.

Anwendungsmöglichkeiten:
- ▶ Entgiftung von Schwermetallen wie Quecksilber, Cadmium und Blei
- ▶ Infektionen der oberen Atemwege
- ▶ Asthma
- ▶ Bronchitis
- ▶ Seröse Otitis media

Kontraindikationen:
Überempfindlichkeit gegen NAC

NAC® (PE)

Lieferbar: Als OP mit 90 Kapseln
Inhaltsangabe pro Kapsel: 500 mg N-Acetylcystein, MCC
Dosierung:
Normal: 3 x 1/d
Maximal: 3 x 2/d

Cyste Plus II® (Fa. Thorne)

Für Kinder mit 300 mg N-Acetylcystein
3 x 1/d zu den Mahlzeiten

Beachte:
▶ Vorsicht bei Candidose: Das Wachstum von Candida wird durch Cystein gefördert; ein klinisches Leitsymptom sind verstärkte Blähungen oder Magen-Darm-Beschwerden nach Beginn der NAC-Therapie! In diesen Fällen ist natürlich massivst und als erstes die Candidose zu behandeln und erst danach – falls überhaupt noch notwendig – an NAC zu denken!

▶ **NAC ist der mildeste Chelatbildner bei Schwermetallintoxikationen und führt nur in geringstem Maße, wenn überhaupt, zu einem Verlust physiologischer Mineralien!**
▶ **Die meisten deutschen Präparate mit NAC enthalten als mengenmäßigen Hauptbestandteil Saccharose! (Lesen Sie die rote Liste)**

Phenylalanin

Diese essentielle Aminosäure ist ein Vorläufer von Tyrosin (s. unten) und somit der Katecholamine Adrenalin, Noradrenalin und Dopamin.

DL-Phenylalanine® (Thorne)

Lieferbar: Als OP mit 60 Kapseln

Inhaltsangabe pro Kapsel:	DL-Phenylalanin	550 mg

Dosierung:
2-3 x 2 Kapseln/d

Beachte: Als Hemmer der Enkephalinase sollte Phenylalanin in gewissen Fällen als Schmerzmittel wirken. Ich habe dies leider selten gesehen, würde mich aber über Rückmeldungen freuen!

Taurin

Taurin spielt eine wichtige Rolle bei den Funktionen von Gehirn, Herz, Gallenblase, Augen und Gefäßsystem. Es erleichtert die Passage von Natrium, Kalium und wahrscheinlich Calcium und Magnesium in und aus der Zelle und stabilisiert die Zellmembran in elektrophysikalischer Sicht.

Taurin ist die am meisten vorhandene freie Aminosäure im Gehirn, Herz und Nervensystem und wirkt lindernd bei manchen Anfallsleiden. Durch Modulation von cAMP, das wichtige Enzyme im Herzmuskel aktiviert, steuert es die Muskelkontraktionsfähigkeit und kann so bei gewissen Arten von Arrhythmien helfen.

Taurin ist ein wichtiger Bestandteil der Gallensalze, die die Absorption fettlöslicher Vitamine fördern. Es unterstützt die Abwehr durch Entgiftung von schädlichen Chemikalien. Es stimuliert die Bildung von Taurocholat, das die Cholesterinausscheidung in der Galle erhöht und verbessert den Fettstoffwechsel in der Leber; diskutiert wird auch die Rückbildung arteriosklerotischer Plaque.

Anwendungsmöglichkeiten:
- ▶ Anfallsleiden
- ▶ Arrythmie
- ▶ Bluthochdruck
- ▶ Gallenblasenfunktionsstörungen
- ▶ Kardiomyopathie
- ▶ Kardiovaskuläre Störungen
- ▶ Katarakt
- ▶ Maculadegeneration

Taurine® (PE)

Lieferbar: Als OP mit 60 Kapseln

Inhaltsangabe pro Kapsel:	Taurin	500 mg
	Ascorbylpalmitat	5 mg

Dosierung:
Normal: 3 x 1/d zu den Mahlzeiten
Maximal: 3 x 2/d zu den Mahlzeiten

Tyrosin

Vorläufer der Katecholamine Adrenalin, Noradrenalin und Dopamin sowie Bestandteil der Schilddrüsenhormone T 3 und T 4 und somit eventuell bei Stress und zur Unterstützung der Schilddrüsenfunktion interessant (siehe auch „Iodine/Tyrosine“).

L-Tyrosine® (Thorne)

Lieferbar: Als OP mit 90 Kapseln

Inhaltsangabe pro Kapsel:	Tyrosin	500 mg

Dosierung:
3 x 1-2 Kapseln/d

Antioxidantien

Antioxidantien werden in der Medizin von Tag zu Tag wichtiger, da immer mehr akute und chronische Erkrankungen eindeutig nachweisbar mit antioxidativen Schädigungen in Verbindung stehen. Die bekanntesten antioxidativen Substanzen sind: Vitamine C, E und Selen, β-Carotin, verschiedene Bio-Flavonoide, Glutathion. Diese werden teilweise in anderen Kapiteln besprochen; hier sind aufgeführt: Antioxidant Formula® (PE), β-Carotin und Glutathion.

Antioxidant Formula® (PE)

Dieses Präparat ist ein hochwirksames Breitspektrum-Antioxidans. Es kann sowohl von Gesunden als Präventivmaßnahme als auch bei verschiedenen Erkrankungen eingesetzt werden, weil es durch Lipidperoxide und freie Radikale verursachten Entzündungen und Gewebeschädigungen entgegenwirkt.

Anwendungsmöglichkeiten:

- ▶ Allergien
- ▶ Arthritis
- ▶ Autoimmunstörungen
- ▶ Infektionen
- ▶ Chronische Viruserkrankungen
- ▶ Hepatopathien
- ▶ Hypertonie
- ▶ Kardiovaskuläre Krankheiten
- ▶ Umweltbedingte und chemische Schäden

Wechselwirkungen:

Nicht gleichzeitig mit eisenhaltigen Präparaten einnehmen.

Lieferbar: Als OP mit 60 oder 120 Kapseln

Inhaltsangabe pro Kapsel:	Riboflavin	25 mg
	d-alpha-Tocopherol-succinat (Vitamin E)	100 I.E.
	Selen (als Selenomethionin)	100 mcg
	Silybum marianum (Mariendistelextrakt)	100 mg
	N-Acetylcystein	100 mg
	Beta-Carotin	10 000 I.E.
	Zink (picolinat)	5 mg
	Ascorbylpalmitat	100 mg

Dosierung:

Normal: 3 x 1/d vor oder während der Mahlzeiten

Maximal: 3 x 2/d vor oder während der Mahlzeiten

β-Carotin

β-Carotin wird im Körper in Vitamin A umgewandelt, das für Sehkraft, Zellreproduktion, Immunsystem und die Aufrechterhaltung der Haut und Mukomembranen essentiell ist. β-Carotin erfüllt daneben noch andere wichtige biologische Funktionen, die nicht mit seiner Rolle als Vorläufer von Vitamin A zu tun haben:
Es wirkt als Antioxidans, stimuliert das Immunsystem und wird deshalb auch bei der Krebstherapie eingesetzt.

Anwendungsmöglichkeiten:
- ▶ Anti-Krebswirkstoff
- ▶ Antioxidans
- ▶ Dermatitis
- ▶ Entzündliche Prozesse
- ▶ Immunstimulans
- ▶ Kardiovaskuläre Krankheiten
- ▶ Lichtempfindlichkeit
- ▶ Retinopathien

Kontraindikationen:
β-Carotin-Überempfindlichkeit

Beta Carotene® (PE)

Die Kapseln enthalten das β-Carotin einer natürlichen Seealge in hochwirksamer und konzentrierter Form.

Lieferbar: Als OP mit 90 Kapseln

Inhaltsangabe pro Kapsel:	100% natürlich gemischtes Carotenoide aus D. salina	25 000 I.E.

Dosierung:
Normal: 1-2/d zu den Mahlzeiten
Maximal: 3 x 2/d zu den Mahlzeiten
Beachte: Im Gegensatz zu Vitamin A kann β-Carotin nach dem derzeitigen Wissensstand nicht überdosiert werden.

Glutathion

Dies ist eine der wichtigsten antioxidativen Substanzen, bestehend aus den Aminosäuren Glutamin, Cystein und Glycin. In der gesunden Zelle findet sich überwiegend die reduzierte Form, die u.a. folgende Funktionen hat:

▷ Wichtig für normale Zellproliferation, Synthese und Reparatur von DNS
▷ Förderung der antioxidativen Funktion von Vitamin C
▷ Reduktion von Schadstoffen
▷ Regulation der Enzymsynthese und des Aminosäurentransportes

Reduced Glutathione® (PE)

Lieferbar: Als OP mit 60 und 120 Kapseln

Inhaltsangabe: 100 mg reduziertes L-Glutathion, MCC

Dosierung:

1-2 Kapseln täglich zwischen den Mahlzeiten

Bio-Flavonoide

Bilberry®

Bilberry, die Heidelbeere, ist in vielen Ländern als Volksheilmittel zur Verbesserung der Sehfähigkeit bekannt. Spätestens als im 2. Weltkrieg die Piloten der Royal Air Force vor Nachteinsätzen Heidelbeermarmelade aßen, um besser und länger zu sehen, wurde auch die „ernsthafte“ Wissenschaft aufmerksam.

Bilberry (Vaccinium myrtillus) ist reich an Flavonoiden und sogenannten Anthocyanen, Pflanzenpigmenten, die für die tiefblaue Farbe verantwortlich sind.
Die Studien wurden meist mit 25%igen Extrakten von Vaccinium myrtillus (*VmA*) oder reinem Heidelbeere-Anthocyan durchgeführt.

Neben den altbekannten positiven Wirkungen auf die Augen zeigte sich Bilberry in den letzten Jahren als starkes Antioxidans und als Therapeutikum für das vaskuläre System.

Die Studien mit *Bilberry/VmA* brachten im Einzelnen folgende Ergebnisse:

1. Beschleunigte Regeneration des Rhodopsin-Opsin-Systems
Rhodopsin ist ein Vitamin-A-haltiges Pigment, verantwortlich für die Hell-Dunkel-Adaptation.

2. Starke anti-oxidative Wirkung
Die Augen sind durch die Lichteinstrahlung besonders stark oxidativen Belastungen ausgesetzt und besitzen ein umfangreiches Abwehrarsenal aus enzymatischen und nicht-enzymatischen antioxidativen Systemen. *Bilberry* steigert die Aktivität dieser Enzyme in der Retina und wirkt selbst direkt als Antioxidans.[1,2,3] „*Bilberry/VmA* sind im Auge, was die Aktivität als Antioxidans und Fänger von freien Radikalen betrifft, wirksamer als alle anderen Antioxidantien“.
Der Alterskatarakt wird durch langdauernde oxidative Belastungen hervorgerufen, so u.a. verstärkte Oxidation von Methionin und Cystein, kovalente Veränderungen von Membranproteinen und erniedrigte Spiegel der Enzyme Glutathion-S-Transferase, Glutathion-Peroxidase und Superoxiddismutase (SOD). *Bilberry/VmA* verbessert die Sehfähigkeit bei fast allen Katarakt-Patienten und hilft auch bei verminderter Tag- und Nachtsehfähigkeit, Glaukom, diabetischer Retinopathie, Makuladegeneration.[1,2,3]

3. Anti-mikrobielle Wirkung
Anthocyanine sind bakterizid gegen bestimmte E. coli- und Salmonellenarten; *Bilberry/VmA* kann deshalb bei Augeninfektionen wirksam sein.

4. Stabilisierung von Venen, Kapillaren und anderen kollagenhaltigen Strukturen

„*Bilberry/VmA* erhöht durch direkte Bindung die Resistenz von Kollagen gegen das abbauende Enzym Kollagenase bis zum 10-fachen; gleichzeitig stimuliert es die Synthese von Kollagen und bindegewebiger Grundsubstanz.(4, 5, 6, 8, 9, 10, 11, 12)
Im Tierversuch(13) schützt *Bilberry/VmA* die Blut-Hirn-Schranke gegen permeabilitätssteigernde Substanzen.
Wahrscheinlich schützt *Bilberry/VmA* die kollagenhaltige Grundsubstanz der Gehirnkapillaren und erhöht so die Widerstandskraft gegen Drogen, Umweltgifte und andere ZNS-wirksame Toxine".(4, 8, 9, 13, 14, 15)
Andere Tierversuche(16) zeigen eine Wirksamkeit auch an der Aorta und anderen großen Blutgefäßen; *Bilberry/VmA* wirkt lipidsenkend und antiatherogen.

5. Keinerlei Nebenwirkungen oder toxische Effekte.

Anwendungsmöglichkeiten:
Am Auge:
- ▶ Diabetische Retinopathie
- ▶ Katarakt
- ▶ Makuladegeneration
- ▶ Zur Verbesserung der Hell-Dunkel-Adaptation

Am Gefäßsystem:
- ▶ Degenerative Gefäßerkrankungen
- ▶ Erhöhte Kapillarpermeabilität
- ▶ Thrombophlebitis
- ▶ Varizen
- ▶ Vaskulitis

Lieferbar: Als OP mit 60 oder 120 Kapseln
Inhaltsangabe pro Kapsel: 80 mg Vaccinium Myrtillus Extrakt (Bilberry), MCC
Dosierung:
Normal: 3 x 1/d verteilt zwischen den Mahlzeiten
Maximal: 3 x 3/d verteilt zwischen den Mahlzeiten

1. Murray, M. and Pizzorno, J. Encyclopedia of Natural Medicine. Prima Publishing: Rocklin, CA, 1991, p. 408.

2. Caselli, L. „Clinical and electroretinographic study on the activity of anthocyanosides." Arch Med Int, 1985, 37, pp. 29-35.

3. Scharrer, A. and Ober, N. „Anthocyanosides in the treatment of retinopathies". Klin Monatsbl Augenheilkd, 1981, 178, pp. 386-9.

4. Murray, M. „The Healing Power of Herbs." Prima Publishing: Rocklin, CA, 192, p. 225.

5. Kuhnau, J, „The flavonoids: a class of semi-essential food components: their role in human nutrition". WldRev Nutr Diet 24:117-91, 1976.

6. Gabor, M, „Pharmacologic effects of flavonoids on blood vessels." Angiologica 9:355-74, 1972.

7. Havsteen, B, „Flavonoids, a class of natural products of high pharmacological potency." Biochem Pharmacol 32:1141-8, 1983.

8. Monboisse, JC, Braquet, P, Randoux, A, and Borel, JP, „Non-enzymatic degradation of acid-soluble-calf skin collagen by superoxide ion: Protective effect of flavonoids." Biochem Pharmacol 32:53-8, 1983.

9. Detre, A, Jellinek, H, Mishulin, M, and Robert, AM, „Studies on vascular permeability in hypertension:Action of anthocyanosides." Clin Physiol Biochem 4:143-9, 1986.

10. Ferretti, C, Magistretti, MJ, Robotti, A, Genazzani, E, „Vaccinium myrtillus anthocyano-sides are inhibitors of cAMP and cGMP phosphodiesterases." Pharmacological Research Communications, Vol. 20, Supplement II, 1988, p. 150.

11. Ferrell, Jr, JE, Chang Sing, PDG, Loew, G, King, R, Mansour, JM, Mansour, TE, „Structure/Activity studies of flavonoids as inhibitors of cyclic AMP phosphodiesterase and relationship to quantum chemical indices." Molecular Pharmacology, Vol.16, 1979, pp. 556-568.

12. Mian, E, Curri, SB, Lieti, A, and Bombardelli, E, „Anthocyanosides and the walls of the microvessels: further aspects of the mechanism of action of their protective effect in syndromes due to abnormal capillary fragility." Minerva Med 68:3565-81, 1977.

13. Robert, AM, Godeau, G, Moati, F, and Miskulin, M, „Action of anthocyanosides of Vaccinium myrtillus on the permeability of the blood brain barrier." Journal of Medicine, Vol. 8, No. 5, 1977, pp. 321-333.

14. Monboisse, JD, Braquet, P, and Borel, JP, „Oxygen-free radicals as mediators of collagen breakage." Agents Actions 15:49-50, 1984.

15. Jonadet, M, Meunier, M.T, Bastide, J, and Bastide, P, „Anthocyanosides extracted from Bitis vinifera, Vaccinium myrtillus and Pinus maritimus. I. Elastase-inhibiting activities in vitro. II. Compared angioprotective activities in vivo." J. Pharm. Blg. 38:41-6, 1983.

16. Lietti, A, Cristoni, A, Picci, M, „Studies on Vaccinium myrtillus anthocyanosides: I.Vasoprotective and antiinflammatory activity." Arzneim-Forsch (Drug Res.) Vol. 26, 5 (1976), pp. 829-832.

Quercetin

Quercetin ist eines der Bioflavonoide, die als Pflanzenpigmente für viele natürliche Farben in der Natur verantwortlich sind. Flavonoide sind ein wichtiger Bestandteil der menschlichen Nahrung. Viele der in der Medizin verwendeten Pflanzen enthalten Quercetin, das pharmakologisch als eines der aktivsten Flavonoide betrachtet wird. Durch Stabilisierung der Mastzellmembranen und Verringerung der Histaminausscheidung wirkt es antiallergisch, es hemmt Lipoxygenaseenzyme und Phospholipase A2 mit dem Ergebnis der Verminderung von entzündungsfördernden Leukotrienen. Quercetin hemmt auch das Aldose-Reduktase-Enzym, das hauptsächlich verantwortlich ist für diabetische Komplikationen wie Grauer Star, Neuropathie und Retinopathie.

Anwendungsmöglichkeiten:
- ▶ Allergien
- ▶ Arthritis
- ▶ Asthma
- ▶ Atopische Dermatitis
- ▶ Bronchitis
- ▶ Chronische Sinusitis
- ▶ Diabetischer Grauer Star
- ▶ Diabetische Neuropathien
- ▶ Diabetische Retinopathien
- ▶ Entzündliche Darmkrankheiten
- ▶ Gicht

Kontraindikationen:
Schwangerschaft

Quercetin® (PE)

Lieferbar: Als OP mit 60 oder 120 Kapseln
Inhaltsangabe pro Kapsel: 250 mg Quercetin
Dosierung:
Normal: 3 x 1/d, 20-30 Minuten vor den Mahlzeiten
Maximal: 3 x 2/d, 20-30 Minuten vor den Mahlzeiten

Grape Pip®

Die antioxidative Wirkung des Proanthocyanidins aus Traubenkernen

Proanthocyanidine sind Pflanzenflavonoide mit stark antioxidativer Wirkung. Klinische Studien zeigen, daß Proanthocyanidinextrakte als Radikalefänger eine größere Wirkung als Vitamin C oder Vitamin E entfalten. Proanthocyanidin wurde durch die Entwicklung und nachfolgende breit gefächerte Verwendung von Pycnogenol – Proanthocyanidin aus Fichtenrindenextrakt – bekannt. Eine weniger bekannte, jedoch noch wirkungsvollere Proanthocyanidinquelle sind die Kerne und Schalen („Pips") der Trauben. Traubentrester war bereits gründlich getestet und erforscht worden, noch ehe ihn der französische pharmazeutische Markt akzeptierte. Weitere Studien haben ergeben, daß der Traubentrester eine Proanthocyanidin-Verbindung mit dem stärksten antioxidativen Effekt enthält, was bei der Fichtenrinde nicht der Fall ist.

Die Proanthocyanidin-Familie

Seit mehr als 50 Jahren ist die Wissenschaft an der Proanthocyanidin-Familie interessiert. Es begann mit der Erkenntnis, daß Vitamin C – als reine Ascorbinsäure – das durch Skorbut entstandene Zahnfleischbluten und die Schälung der Haut nicht heilte, der Zitronensaft jedoch dazu in der Lage war. Daraus schlossen die Forscher, daß ein unentdeckter Heilfaktor in der Zitronenschale oder Fruchtmasse vorhanden sein mußte, der sich dann auch im Saft fand. 1936 entdeckten Szent-Györgyi und seine Mitarbeiter eine Substanz mit starken, die Gefäßwände stärkenden Eigenschaften, die er Vitamin „P" nannte. Tatsächlich gewann diese Substanz jedoch nie Vitaminstatus. Das Interesse an diesem Faktor führte jedoch zu ausgedehnten Untersuchungen über die Flavonoide.

Flavonoide sind Pigmente, die Früchten, Beeren und Blättern ihre Farben verleihen. Sie sind im Pflanzenreich weit verbreitet. Wissenschaftler kennen 500 verschiedene Arten, die in den Rinden, Früchten, Kernen, Blättern und Blüten von Bäumen und Sträuchern enthalten sind. Man weiß, daß Flavonoide pharmakologische Eigenschaften haben und unter anderem als Fängersubstanzen für freie Radikale wirken.(1)

Während des Studiums der Flavonoide in Nußschalen entdeckte der französiche Wissenschaftler J. Masquelier, Ph.D, im Jahre 1968, daß die aktive, zellwandschützende Verbindung, die Skorbut verhindert, eine von hunderten natürlichen Verbindungen darstellt, die sich in den Rinden der meisten Bäume und Sträucher befinden.(2)

Dr. Masquelier führte aus, daß eine spezifische Gruppe von Flavonoiden, die sich alle von dem Flavan-3-ol Molekül ableiten und manchmal auch Bioflavanole genannt werden, als eine getrennte und gleichwertige Gruppe von Flavonoiden und nicht als Unterbegriff betrachtet werden sollten und zwar wegen ihrer ähnlichen pharmakologischen Wirksamkeit.(3)

Eine spezifische Gruppe von Flavanolen, Dimere genannt, sind als Proanthocyanidine bekannt. Nach Dr. Masquelier sind Proanthocyanidine praktisch die einzige Vitamin P-Quelle, die für unseren Körper nutzbar ist. Es sind natürlich vorkommende, mächtige Antioxidantien, die wasserlöslich, ungiftig, nicht mutagen und nicht karzinogen sind.(4) Proanthocyanidine sind biologisch anwendbar, da sie bald nach der Verabreichung von Körpergeweben aufgenommen werden können.

In einer der Studien wurden radioaktiv markierte Proanthocyanidine aus Traubenkernen Labormäusen verabreicht. 10 Min. später war das Blut der Mäuse hoch radioaktiv. Der Eintritt in die Blutbahn aus dem Verdauungstrakt erfolgt also beinahe sofort. Der maximale Radioaktivitätspegel hielt 45 Min. an und fiel dann innerhalb von sieben Stunden langsam ab, wobei der Pegel zu diesem Zeitpunkt noch etwas mehr als ein Drittel des Höchststandes betrug. Überdies waren nach 11 Stunden nur 14% der ganzen zugeführten Proanthocyanidinmenge über die Galle ausgeschieden worden, woraus hervorgeht, daß natürlich vorkommendes Proanthocyanidin absorbiert und assimiliert wird.(5)

Pycnogenol

1979 prägte Dr. Masquelier den Begriff „Pycnogenol" für die Bioflavanole, mit der Absicht, diese Bezeichnung als allgemeingültig für alle Bioflavanol-Extrakte einzuführen. Der Begriff „Pycnogenol" stammt tatsächlich von den von Dr. Masquelier patentierten Extraktionsmethoden. Er hat jedoch in allen Ländern außer Frankreich die Kontrolle über die Benutzung dieses Begriffes verloren. „Pycnogenol" wurde für viele Firmen in vielen Ländern zum geschützten Warenzeichen für antioxidative Produkte.(6)

Pycnogenol hat inzwischen bei Therapeuten einen hohen Stellenwert als antioxidatives Produkt erreicht und seine Bedeutung steigt weiter an. Die Wirkung von Pycnogenol wird auf das Proanthocyanidin zurückgeführt, d.h. auf die Rinde der „Pinus maritima". 1951 sicherte sich Dr. Masquelier ein Patent für seine Methode, aus dieser Fichtenart die wirkungsvollen Verbindungen zu extrahieren. Fälschlicherweise wird angenommen, daß es sich dabei um die einzig ergiebige Quelle von Proanthocyanidin handelt.

Dr. Masquelier entdeckte weitere Proanthocyanidine in den Schalen und Samen der „vitis vinifera", der Traube, aus denen die gleiche Menge an Proanthocyanidin gewonnen werden kann. Tatsächlich enthält Traubentrester durchschnittlich 92% Polyphenole, oder Bioflavonoide und Bioflavanole, bezogen auf das Gewicht, während Fichtenrinde nur 84% enthält. 1970 ließ Dr. Masquelier seine Extraktionsmethode zur Gewinnung von Proanthocyanidinen aus Traubentrester patentieren.

Als seine Forschungen bewiesen, daß seine Extraktionsmethode die höchste Vitamin B-Wirkung aller Bioflavanol- und Bioflavonoid-Verbindungen zeigte, beschloß eine französische Pharmafirma, diese seine Extrakte als Medikament einzuführen. Vorher mußte jedoch die Bioverfügbarkeit geprüft werden. Zu diesem Zweck mußte die Sub-

stanz radioaktiv markiert werden („14 CO“), so daß man sie im Körper nachweisen konnte. Obwohl Traubentrester und Fichtenrindenextrakte gleichwertig in der Wirksamkeit zu sein schienen, eigneten sich nur die Traubenkerne für die radioaktive Markierung, da sie klein genug für die Kultivierung waren.
Von 1972 bis 1978 wurde der Traubentrester extensiven biologischen, toxikologischen, pharmakologischen und analytischen Untersuchungen sowie klinischen Testmethoden unterworfen. Dabei ergab sich eine Fülle von Informationen über die Gewinnung von Proanthocyanidin aus Traubentrester, deren Ergebnisse später der Fichtenrinde zugeordnet wurden. Bei weiteren Untersuchungen entdeckte Masquelier, daß zusätzlich zum zellwandstärkenden Effekt des Vitamin P die Bioflavanole mächtige Radikalefänger sind. Außerdem bewiesen die Forschungen einen weiteren Vorteil des Traubenextraktes gegenüber dem Fichtenrindenextrakt: Die Gallusester des Proanthocyanidins, insbesondere des Proanthocyanidin B 2-3'-o-gallates, finden sich im Traubentrester, aber nicht in der Fichtenrinde, und haben sich als wirkungsvollste Radikalefänger erwiesen.(7)

Proanthocyanidine als Antioxidantien
Freie Radikale sind Atome, Ionen oder Moleküle, die ein oder mehrere unpaarige Elektronen enthalten, die sich zellulären Verbindungen anlagern oder sie zerstören. Freie Radikale verursachen bzw. tragen zu vielen Krankheiten und Störungen des menschlichen Körpers bei, wie Krebs, kardiovaskuläre Krankheiten und Katarakte.
Antioxidantien verhindern die Zellschädigung durch freie Radikale, indem sie sie an freie Elektrone anbinden und so wirkungsvoll entschärfen. Wenn man bedenkt, welchen Schaden freie Radikale anrichten können, nimmt es nicht wunder, daß Wissenschaft und Medizin die gut bekannten Antioxidantien Vitamin E und C so hoch bewerten. Proanthocyanidine aber sind wesentlich stärker antioxidativ wirksam als die Vitamine C und E! In einer der Studien wurde die antioxidative Wirkung des Proanthocyanidins durch den Nitroblautetrazolium-Test (NBT) gemessen und mit den Resultaten verschiedener Bioflavonoide und Vitamin C verglichen. NBT wird unter der Einwirkung von Sauerstoffradikalen blau. Enzyme, die Sauerstoffradikale produzieren, werden im Test dazu benützt, die Blaufärbung zu stimulieren. Wird ein Antioxidans zugefügt, wirkt er der Blaufärbung entgegen. Auf einer Skala, die von 0 (ohne Wirkung) bis 100 (Blaufärbung vollkommen aufgehoben) rangiert, lagen die Proanthocyanidine zwischen 61.3-75.3. Die Bioflavonoide bewegten sich in einem Bereich zwischen 21.1 und 28.6. Vitamin C ergab nur Werte zwischen 4.1 bezogen auf 100.(8)

Proanthocyanidine aus „vitis vinifera“ (Grape Pip®)
Obwohl Proanthocyanidine in der Natur reichlich vorkommen, stellen sie keine wichtigen Bestandteile unserer Ernährung dar, da sie zu jenem Teil der Lebensmittel gehören, den wir wegwerfen, nämlich Rinden, Schalen, Kerne und Samen. Auch das in den Geschäften angebotene Obst enthält diese Verbindungen oft nicht. Proantho-

cyanidine befinden sich in der reifen Frucht, im Handel angebotenes Obst wird fast immer vor der Reife gepflückt. Daher können auch jene Personen, die sich gesund und ausgewogen ernähren, an einem Mangel des Vitamin P-Faktors leiden.(6)

Das französiche Paradoxon

Die Franzosen sind für ihren hohen Fettkonsum bekannt. Überraschenderweise haben sie jedoch keine höhere Sterblichkeitsrate durch Koronarerkrankungen als die USA oder andere westliche Nationen. Man schreibt dieses französische Paradoxon teilweise dem regelmäßigen Rotweingenuß zu.(8) Dr. Masquelier zeigte 1955 auf, daß im Rotwein Flavan-3-ol-Verbindungen enthalten sind. Folglich werden Schalen und Kerne der Trauben jetzt als Hauptquelle für Proanthocyanidine eingestuft.

Lancet berichtete über „in vitro"-Studien von den Verbindungen im Rotwein und LDL, jener Art von Cholesterin, das in Zusammenhang mit einem verstärkten Arterioskleroserisiko steht. Es wurde aufgezeigt, daß der Rotwein die Oxidation von LDL hemmt und daher verhindert, daß es zu einem freien Radikal werden kann. Tausendfach verdünnter Wein hemmte die LDL-Oxidation wesentlich stärker als Vitamin E.(9) Proanthocyanidine aus Traubentrester besaßen einen stärkeren Effekt als Vit. E, und zwar sowohl in der Induktions- als auch Propagationsphase des durch freie Radikale verursachten Schadens.

Proanthocyanidine in einer Konzentration von 0.5 µmol/l verzögerten ebenfalls das Einsetzen der Abbauphase für 48 Std.; die Bildung von Abbausubstanzen wurde vollständig gehemmt. Vitamin E verzögerte die „break down"-Phase lediglich um 24 Std. in einer Konzentration von 10 µmol/l.(10)

Grape Pip® (PE)

Lieferbar: Als OP mit 60, 120 oder 250 Kapseln

Inhaltsangabe pro Kapsel: 50 mg Proanthocyanidin Extrakt aus Vitis vinifera (Traubenkernen)
3 mg Ascorbylpalmitat, MCC

Dosierung:

3 x 1/d zwischen den Mahlzeiten

1. *Havsteen, B, „Commentary: flavonoids, a class of natural products of high pharmacological potency." Biochemical Pharmacology 1983; 32 no. 7: 1141-8.*

2. *Masquelier, J, „Natural products as Medicinal Agents." Journal of Natural Products 1980.*

3. *Masquelier, J, „Flavonoids and pycnogenols." Internat. J. Vit. Nutr. Res. 1979: 49.*

4. *Masquelier, J, Michaud, J, and Bronnum-Hansen, K, „Analysis and content of flavanolic oligomers in foods of vegetable origin." Faculty of Pharmacy, Bordeaux.*

5. *Laparra, J, Michaud, J, Masquelier J, „Pharmacokinetic study of flavanolic oligomers." Medicinal plants and phytotherapy 1977; 11: 133-142.*

6. *Schwitters, B, with Masquelier, J, „ OPC in Practice: Bioflavanols and their application." Alfa Omega Publ. Italy, 1993: 15.*

7. *Ricardo Da Silva, JM, et al., „Radical scavenger capacity of different procyanidins from grape seeds." Presented at Free Radicals in Biotechnology and Medicine Symposium, Royal Society of Chemistry, London 1990: 79-80.*

8. *Laparra, J, et al., „Etude Pharmacocinetique des Oligomeres Procyanidoliques Totaux du Raisin." Acta Therapeutica 1978; 4.*

9. *Frankel, E, Kanner, J, et al., „Inhibition of oxidation of human low-density lipoprotein by phenolic substances in red wine." Lancet 1993; 341: 454-7.*

10. *Facino, RM, et al., „Free radicals scavenging action and anti-enzyme activities of proantho-cyanidins from vitis vinifera." Arzneim-Forsch/Drug Res. 1994; 44 no. 5: 592-601.*

Dysbiose

In diesem Kapitel werden nur die in meiner Praxis am häufigsten verwendeten Präparate besprochen. Das grundsätzliche Vorgehen bei jeder Form von Dysbiose ist gleich und logisch:

- Reduktion bzw. Eradikation der pathologischen Flora
- Gleichzeitig bzw. unmittelbar danach Aufbau einer möglichst stabilen eubiotischen Flora.
- Größter Wert ist auf die Verträglichkeit der verwendeten Präparate zu legen; optimalerweise sind diese mit AK oder einer anderen sinnvollen bioenergetischen Methode zu testen.
- Diätänderung: insbesondere bei Pilzbefall! Candida-Diät-Infos gibt es viele; u.a. bei AKSE!

I. Pilzdiagnostik und -therapie

Zur Diagnostik der Pilzbelastung verwenden wir in der Praxis neben den üblichen Untersuchungsverfahren (Serologie, Kultur aus Stuhl, Sputum, Prostataexprimat/Ejakulat, Vagina, Auge, Ohr usw.) vor allem die AK-Testung mit den Antigenen von Candida albicans und tropicalis sowie Geotrichum.

▷ Candida albicans Antigen
▷ Candida tropicalis Antigen — Alle lieferbar von IBI, USA
▷ Geotrichum candidum Antigen

Aus der Vielzahl der auf dem Markt erhältlichen Antimykotika haben sich in unserer Praxis folgende Präparate durchgesetzt:

1. Chemisch definierte Antimykotika: Ampho-moronal®, Nystatin
2. Pflanzliche Antimykotika: A.C. Formula®, Kaprycidin®, Mixtura thymi, Salviathymol®, Undecyn®
3. Homöopathika: Borax D3-D12, Galivert®, Heralvent®, Oricant®, Sanum-Präparate
4. Systemische Antimykotika

zu 1.

Ampho-moronal Suspension® (Fa. Squibb-Heyden):

Inhaltsangabe pro 1 ml:100 mg Amphotericin B. Hilfsstoffe: Natriumbenzoat, Natriummonohydrogenphosphat, Natriumdihydrogenphosphat, Ethanol, Parabene (E 216, E 218), Kaliumchlorid, Saccharin-Natrium, Glycerol, Citronensäure, Farbstoff E 127, Aromastoffe, Carmellose-Natrium, Wasser

Dosierung: 4 x 1 Pipette/d nach jeder Mahlzeit + abends vor dem Schlafengehen Nach Spülung der Mundhöhle schlucken! Tabletten: 3 x 1/d nach den Mahlzeiten

Beachte: Falls die Substanz im AK-Test verträglich ist, stellt Ampho-moronal Suspension® das Mittel der Wahl dar bei der Anfangsbehandlung jeglicher Mykose. Entscheidend ist nämlich die Sanierung des Mund/Rachenraumes. Rezeptiert wird im Normalfall die N1 für eine Woche. Ampho-moronal Suspension® hat sich als besser erwiesen als die nystatinhaltigen Suspensionen, da diese fast alle mit Zucker zubereitet sind und vielleicht aus diesem Grund im AK-Test deutlich und häufiger schlechter testen als Ampho-moronal. Ein weiterer Vorteil ist vielleicht auch die geringgradig höhere Schleimhautabsorption sowie das breitere Wirkspektrum!

Ampho-moronal® Tabletten:

Inhaltsangabe pro Tablette:	100 mg Amphotericin B. Hilfsstoffe: Ethylcellulose, Maisstärke, Talkum, Magnesiumstearat, Lactose

Diese stellen bei mir ein Ausweichpräparat dar, falls entsprechende Erreger festgestellt wurden oder falls der Patient subjektiv eindeutig auf Ampho-moronal® besser anspricht als auf die anderen Antimykotika.

Nystatin:

Nystatin wird von der Haut und den Schleimhäuten sowie nach oraler Gabe praktisch nicht resorbiert, eine systemische Wirkung ist deshalb nach topischer, lokaler und oraler Applikation nicht zu erwarten. Nach oraler Gabe wird Nystatin nahezu vollständig mit den Faeces ausgeschieden.
Dieses klassische Antimykotikum testen und rezeptieren wir nur in Pulverform bzw. abgefüllt in Gelatine-Kapseln, keinesfalls in Tablettenform wie die meisten marktüblichen Präparate. Häufig sind nämlich gerade die Begleitsubstanzen der Dragees und Tabletten für die Patienten unverträglich!
Nystatin kann als Kapseln zu je 500.00 I.E., für Kinder auch zu je 200.00 I.E., als Pulver oder als Suspension in Individualrezeptur von der Apotheke hergestellt werden. Sollte Ampho-moronal® nicht vertragen werden, so beginnen wir die Mundsanierung in der ersten Woche beim Erwachsenen mit Nystatin-Kapseln 3 x 1/d nach jeder Mahlzeit plus zusätzlich nach jeder Mahlzeit eine Kapsel geöffnet zur Mundspülung! Nystatinpulver ist das Mittel der Wahl bei der Behandlung von Pilzinfektionen im HNO-Bereich; hier muß es mit dem Druckinhalator (Pariboy®) appliziert werden.

Pilzbehandlung bei Befall der Nasennebenhöhlen:

Sie erfolgt am besten mit Nystatin-Reinsubstanz, sofern sich Nystatin im Test als gut erwiesen hat.

Dazu wird 1/2 Kapsel mit Nystatin-Reinsubstanz (entspricht 125.000 I.E.) in einem kleinem Gefäß oder direkt in dem entsprechenden Gefäß des Druckinhalators (z.B. Pariboy®) mit 1ml sterilem Aqua dest. oder 0,9%iger Kochsalz-Lösung (1ml wird mit einer Spritze aus einer 2 ml Ampulle abgezogen) aufgeschwemmt.

In nicht allzu schweren Fällen reicht es aus, mittels Druckinhalator 1 x pro Tag zu inhalieren. Nach 5-10 Inhalationen an aufeinander folgenden Tagen wird damit eine deutliche Reduzierung des Pilzbefalls erreicht.

Der Erfolg sollte durch einen mykologischen und kulturellen Nachweis kontrolliert werden. Bei gleichzeitigem bakteriellem Befund sollte nach der Pilztherapie eine Nasenspülung mit Symbioflor I® (8 Tropfen) und Emser-Salz (1 Teelöffel in 1/4 bis 1/2 Liter warmes Wasser) oder Salviathymol® (1-2 Tropfen auf 1/2 Liter warmes Wasser) 1 x täglich für 14 Tage durchgeführt werden (z.B. mit der Siemens-Nasendusche®).

zu 2.

A.C. Formula® (PE)

A.C. Formula® ist eine synergistische Breitspektrumkombination aus Mykostatika und fungizid wirkenden Kräuterauszügen, die das Wachstum von Candida albicans und anderen pathogenen Pilzen unterbinden. Sie hilft bei der Wiederherstellung eines gesunden Darmmilieus.

Lieferbar: Als OP mit 60 oder 120 Kapseln

Inhaltsangabe pro Kapsel:	Berberis vulgaris Extrakt (6:1)	50 mg
	Grapefruit-Samen-Extrakt	20 mg
	Calcium als Undecylenat	7,5 mg
	Lavendel (standardisiert auf 15% ätherisches Öl)	133 mg
	Teebaumöl (standardisiert auf 15% ätherisches Öl)	133 mg
	Roter Thymian (standardisiert auf 15% ätherisches Öl)	67 mg

Dosierung:

Normal: 3 x 1/d vor oder während der Mahlzeiten, mit mindestens 0,2 l Wasser

Maximal: 3 x 2/d vor oder während der Mahlzeiten, mit mindestens 0,2 l Wasser

Kaprycidin® (Ecological Formulas)

Lieferbar: Als OP mit 90 Kapseln

Inhaltsangabe pro Kapsel: 325 mg Calcium-Magnesium-Zink Caprylat

Dosierung:

3 x 1-2/d zu den Mahlzeiten

Undecyn® (Thorne)

Lieferbar: Als OP mit 100 Kapseln

Inhaltsangabe pro Kapsel:	Calcium von 150 mg Calciumundecylenat	15 mg
	Grapefruitsamenextrakt (Paracan)	37,5 mg
	Bentonit	150 mg
	Betain-HCI	150 mg

Dosierung:
3 x 1-2/d zu den Mahlzeiten

Undecyn II® (Thorne)

Geringere Inhaltsmenge, kleinere Kapseln (Kinder, empfindliche Patienten!)

Lieferbar: Als OP mit 60 Kapseln

Inhaltsangabe pro Kapsel:	Calcium von 90 mg Calciumundecylenat	9 mg
	Grapefruitsamenextrakt (Paracan)	22,5 mg
	Bentonit	90 mg
	Betain-HCl	90 mg

Dosierung:
3 x 1-2/d zu den Mahlzeiten

Salviathymol N® (Galenika Hetterich)

Dieses altbewährte deutsche Präparat wirkt nachweislich hervorragend antimykotisch und kann – bei guter Verträglichkeit – sowohl zur langfristigen Sanierung der Mundhöhle, als auch zur Therapie der Nasennebenhöhlen und des Rachenraums verwendet werden (Inhalation, Gurgeln, Nasendusche). Tropfenzahl jeweils nach Verträglichkeit!

Lieferbar: 20 ml (N1), 50 ml (N2), 100 ml (N3) und 200 ml Flüssigkeit

Inhaltsangabe pro 1 g:	Salbeiöl 2 mg, Eucalyptusöl 2 mg, Pfefferminzöl 23 mg, Zimtöl 2 mg, Nelkenöl 5 mg, Fenchelöl 10 mg, Anisöl 5 mg, Menthol 20 mg, Thymol 1 mg Hilfsstoffe: Propylenglycol, Natriumdodecylsulfat, Polysorbat 80, Saccharin-Na, Farbstoff E 140

Dosierung:
10-20 Tr. auf 1/2 Glas (ca. 60 ml) warmes Wasser zum Gurgeln; unverdünnt zum Touchieren und Einmassieren in das Zahnfleisch

▶ Ölziehen bei Candida-Befall

Über die Schleimhaut des Mundes, den lymphatischen Rachenring, die Tonsillen und Speichelflüssigkeit kann ein hervorragender Entgiftungseffekt erzielt werden, der

über eine Blut- und Säftereinigung auf den gesamten Organismus eine heilsame Wirkung ausübt.
Ein Teelöffel Sonnenblumenöl (oder ein anderes kaltgepreßtes Öl) wird morgens vor dem Frühstück in den Mund genommen, ohne zu schlucken. Das Öl ist ohne Anstrengung und ohne Hast im Mund zu saugen, zu spülen, durch die Zähne zu ziehen, auch zu kauen, wobei das Kinn bewegt und bei stets geschlossenem Mund viel Speichel gezogen wird.

Zur Anti-Pilztherapie kann das Sonnenblumenöl gemischt werden mit ätherischen Ölen, z.B. Mixtura Thymi

Rp.:	**Zimtöl**	**1,25 g**	**Teebaumöl**	**1,0 g**
	Rotes Thymianöl	**1,25 g**	**Mandelöl**	**ad 50,0 g**

Mischen Sie dazu ca. 1/4-1/2 Teelöffel der Mixtura Thymi mit dem Sonnenblumenöl.
Dauer: Bis der Mund voll ist bzw. 5-10 Minuten. Bei sehr starkem Speichelfluß evtl. ausspucken und nochmals mit frischem Öl fortsetzen!

Das Ölziehen wird am besten morgens vor dem Frühstück durchgeführt. Um die Heilvorgänge zu beschleunigen, kann man es auch dreimal täglich, immer vor dem Essen und mit leerem Magen durchführen.
Zuerst ist das Öl dickflüssig und weiß wie Milch. Sollte die Flüssigkeit aber noch gelb geblieben sein, dann wurde das Öl nicht lange und gründlich genug gezogen.
Nach dem Ölziehen soll die Mundhöhle gründlich und mehrere Male mit Wasser gespült werden und eine gründliche Reinigung mit der Zahnbürste erfolgen.
Offenbar werden durch das Ölziehen Schadstoffe und Krankheitsgifte aus Blut und Lymphe abgezogen, weshalb auch das Öl auf keinen Fall geschluckt werden darf.
Nach den Untersuchungen von Dr. Karach befinden sich in der ausgespuckten Flüssigkeit große Mengen von Toxinen, Bakterien und anderen schädlichen Stoffen. Schon in einem Tropfen dieser Flüssigkeit zeigen sich unter dem Mikroskop mit 600-facher Vergrößerung bewegliche Fasern, die als Mikroben im ersten Entwicklungsstadium aufgefaßt werden.

Weitere Wirkungen des Ölziehens

- Eine der auffallendsten Wirkungen des Ölziehens ist die Festigung lockerer Zähne, das Unterbinden von Zahnfleischbluten und sichtbares Weißwerden der Zähne.
- Unterstützend bei allen Fasten- und Reinigungskuren
- Unterstützend bei der Therapie der Übersäuerung
- Therapeutisch und manchmal diagnostisch hilfreich bei Zahnherden:
- Grenzwertige bzw. unklare Herde können entweder heilen oder „hochgehen" im Sinn einer Akutreaktion, die dann ein klares zahnärztlich-chirurgisches Vorgehen notwendig macht.

Beachte: Auch Salviathymol N® und die Mixtura Thymi testen öfter einmal unverträglich und dürfen dann natürlich nicht eingesetzt werden. Hat man die einzelnen ätherischen Öle zur Testung, kann der unverträgliche Anteil definiert werden; die Therapie erfolgt dann mit dem verträglichen Rest!
Salviathymol N® und Mixtura Thymi sind ideal zur langfristigen Sanierung des Mund-Rachenraums !

Zu 3.

Homöopathische Antimykotika sind bei Kleinkindern oft allein ausreichend, bei grösseren Kindern und Erwachsenen eine wertvolle „systemische" Hilfe während und vor allem nach der Therapie mit den zuvor genannten lokalen Pilzmitteln.
Die Mittelwahl erfolgt idealerweise gemäß der bioenergetischen Testung!

Borax D3 – D12

Dosierung: 3-6 x eine Gabe, wobei eine Gabe bei homöopathischen Mitteln aus jeweils einer Tablette oder 5 Globuli oder 5 Tropfen besteht. Ich gebe die Globuli nur bei Kindern; andernfalls sind sie wegen des Saccharosegehaltes nicht sinnvoll!

Galivert® (Lühr-Lehrs)

1 g Lösung enthält Galium verum D2 Dil. ex herba recent 0,99 g, Vorschrift 2a HAB 1 und Rumex crispus D2 Dil. 0,01g
Dosierung: 1-2 mal tägl. 6 Tropfen

Heralvent® (Lühr-Lehrs)

1 g Lösung enthält Heracleum sphondylium D2 Dil. ex herba recent 0,9 g, Vorschrift 2a HAB 1 und Prunus spinosa D2 Dil. 0,1g
Dosierung: 1-2 mal tägl. 6 Tropfen

Oricant® (Lühr-Lehrs)

1 g Lösung enthält Origanum vulgare D2 Dil. ex herba recent 0,9 g, Vorschrift 3a HAB 1 und Prunus spinosa D2 Dil. 0,1g
Dosierung: 1-2 mal tägl. 6 Tropfen

Sanum-Präparate verwenden wir wie andere Homöopathika zur begleitenden Therapie; alleine reichen sie meiner Erfahrung nach nicht aus. Näheres siehe Sanum-Information (Sanum-Kehlbeck GmbH, Haseler Steinweg 9-12, 27318 Hoya).

Zu 4.

Systemische Antimykotika sind bei entsprechender Indikation oft hilfreich in Verbindung mit lokaler Therapie und Diät.
Präparate: Fungata®, Diflucan®, Sempera® u.a.

Beachte: Wer testen kann, sollte vor der Gabe auf Verträglichkeit testen!

Kontraindikationen für alle Antimykotika:

- ▶ Überempfindlichkeit gegen die angegebenen Inhaltsstoffe.
- ▶ Für alle hochkonzentrierten Antimykotika stellt die Schwangerschaft eine relative Kontraindikation dar. Auf der anderen Seite ist abzuwägen, ob nicht doch eine vorsichtig dosierte antimykotische Therapie mit entsprechender Diät besser ist als eine massive Pilzbelastung, die ja auch eine Belastung für das Neugeborene darstellt.

II. Andere pathogene Keime

a) Clostridien

Clostridien sind Anaerobier und haben als klinisches Leitsymptom Blähungen, genauso wie Candida! Häufig kommen auch Candida und Clostridien zusammen vor. Sprechen die Blähungen und andere klinische Symptome nicht ausreichend auf eine rein antimykotische Therapie mit entsprechender Diät an, so ist dringend an Clostridien zu denken. Die Labordiagnostik hat viele Fallstricke; andererseits sind verschiedene Clostridienarten hochpathogen wegen der Fähigkeit zur Steroidtransformation, wodurch sie im Darm Karzinogene bzw. Co-Karzinogene bilden können.

Ein einfaches und altbewährtes Präparat, das über die Freisetzung von Sauerstoff im Magen-Darm-Trakt wirkt, bietet sich sowohl zur ex iuvantibus-Diagnose als auch zur Therapie an:

Ozovit® (Fa. Pascoe)

Lieferbar: Als OP mit 100g Pulver

Inhaltsstoff:	Magnesiumperoxid	100 g

Dosierung:

1-3 Meßl. in Flüssigkeit 2 x/d, ca. 1 Stunde nach den Mahlzeiten. Die Behandlungsdauer ist in der Regel 7 Tage, bei Bedarf kann auf 10 Tage verlängert werden.

b) Helicobacter

Hier sind gerade in den letzten Jahren in einer Vielzahl von Studien neue Erkenntnisse gewonnen worden, die die absolute oder möglichst weitgehende Eradikation von Helicobacter erfordern. Der Nachweis muß nicht mehr wie früher unbedingt über die Gastroskopie und Biopsie geführt werden, sondern ist auf elegante Art auch serologisch mit großer Treffsicherheit möglich (Laborinformation: Medizinisch-Immunologische Laboratorien, Mittererstr. 3, 80336 München!).
Sollte die Therapie mit einem der in der modernen Literatur empfohlenen Antibiotika-Schemata nicht möglich sein bzw. in einer Phase nach Antibiotika-Therapie eine pflanzliche Therapie indiziert sein, so bieten sich die beiden Präparate DGL plus® (PE) sowie Formula SF 734® (Thorne) an.

DGL plus® (PE)

Dies ist eine synergistische Verbindung aus deglycyrrhiziniertem Süßholz, Musa paradisiaca (unreifer Kochbanane), Ulmus fulva (rotgelbem Rüster) und Althea officinalis (Samtpappelwurzel), einsetzbar bei Gastritis, Ulcus und anderen entzündlichen Darmerkrankungen.

Grundsätzliche Überlegungen:
Entzündungen und Geschwüre von Magen und Dünndarm bilden zusammen eine Gruppe von Störungen des Magen-Darm-Traktes, unter denen eine große Anzahl von Menschen leidet. Sie greifen in fast alle Lebensbereiche ein und zwingen die Betroffenen, sich mit leicht verdaulicher Kost zu ernähren und verschiedenste Stressfaktoren abzubauen.
Als wesentlichen Pathomechanismus nimmt man die Andauung und Zerstörung der Schleimhautschutzschicht von Magen und Zwölffingerdarm durch Salzsäure und Pepsin bei oft gleichzeitig verringerter Resistenz der Schleimhaut durch Stress, chemische Faktoren und Befall mit Helicobacter an.
Typisch für die herkömmliche Therapie ist der großzügige Gebrauch von Antazida und H_2-Rezeptor-Blockern wie z.B. Cimetidin und verwandte pharmakologische Mittel. Diese Behandlungsweise neutralisiert oder blockiert die HCl-Produktion und ermöglicht so die Abheilung der Geschwüre.
Dieser Weg kann insbesondere bei kurzzeitigen Beschwerden wirkungsvoll sein, schließt aber das Risiko beachtlicher Nebenwirkungen, wie z.B. die schlechte Aufnahme von Vitamin B_{12}, die Anhäufung von Aluminium, einen durch Antazida bedingten Säure-Rebound sowie ein Kalzium/Phosphor-Ungleichgewicht nicht aus.
Beunruhigender ist jedoch, daß die konventionelle Therapie lediglich den „Säureaspekt" des Ungleichgewichtes im Darm (und zwar durch Stillegen des natürlichen Verdauungsprozesses im Magen) berücksichtigt. Sie leistet keinen Beitrag im Hinblick auf Struktur, Funktion und Integrität der Auskleidung des Verdauungstraktes. So ist die Behandlung rein symptomatisch. Nichts geschieht im Sinne einer Stärkung des Verdauungstraktes, wodurch die Möglichkeit einer Neubildung von Geschwüren gegeben ist und im Patienten die Abhängigkeit von Antazida entwickelt wird. Gleichzeitig wird durch Blockierung der HCl-Sekretion die in den Belegzellen des Magens erforderliche Bicarbonatproduktion blockiert. Diese erfolgt gemäß der Summengleichung

$$NaCl + H_2O + CO_2 \;=\; HCl + NaHCO_3$$

und wird von der zinkabhängigen Carboanhydrase gesteuert.
Das entstehende HCl wird in das Magenlumen sezerniert, das $NaHCO_3$ auf dem Blutweg an Leber und Pankreas weitergeleitet.

Säureblockierung im Magen blockiert also auch die Bicarbonatproduktion!

Die ideale alternative Therapie verstärkt dagegen die schützenden Faktoren, beispielsweise der Schleimhautschicht, durch Aufbau der Widerstandskraft des Schleimhautgewebes und durch Ausschalten kausaler Faktoren im Bereich der Lebensgewohnheiten.

So hat sich erwiesen, daß Süßholz und seine verwandten Verbindungen die Heilungsrate bei Magen- und Zwölffingerdarmgeschwüren verbessert. Es ergaben sich jedoch bei der Behandlung mit verschiedenen Süßholzextrakten Komplikationen durch Retention von Wasser und Elektrolytverschiebungen. In einigen Fällen entstanden sogar Ödeme, Bluthochdruck und Hypokaliämie.

In den frühen fünfziger Jahren fand man heraus, daß es der Glycyrrhizinsäureanteil war, der alle diese Nebenwirkungen verursachte. Bald danach gelang es, einen Süßholzextrakt herzustellen, der keine Glycyrrhizinsäure enthielt und **deglycyrrhiziniertes Licorice** oder DGL genannt wurde.
Umfangreiche Studien mit DGL zeigten die bei den anderen Süßholzextrakten auftretenden metabolischen Nebenwirkungen nicht, die heilenden Eigenschaften blieben jedoch erhalten.

Mit an Magen- und/oder Zwölffingerdarmgeschwüren leidenden Patienten durchgeführte Studien beweisen die Wirksamkeit des DGL. Turpie et al. führte einen klinischen Doppelblindversuch mit DGL bei Magengeschwüren durch.
Der Versuch wurde an 33 Patienten mit einer Geschwürgröße von mehr als 10 mm^2 durchgeführt. 16 Patienten erhielten DGL (380 mg/ Kapsel), die 17 anderen Patienten erhielten Placebos. Die Dosierung betrug vier Wochen lang 3 x tägl. 2 Kapseln.
Bei den mit DGL behandelten Patienten zeigte sich eine beschleunigte Heilung der Magengeschwüre mit einer 78%igen Verkleinerung der Geschwürgröße, sieben Geschwüre heilten ganz ab. In der Placebogruppe gab es eine 34%ige Verkleinerung der Geschwürgröße und eine komplette Heilung.(1)

Weitere Versuche mit DGL-Kautabletten zeigten ähnliche Ergebnisse. Tewari et al. führten eine Doppelblind-, Placebo-kontrollierte Überkreuzstudie durch, bei der es den Patienten gestattet war, zwischen den DGL-Gaben Antazida einzunehmen.
Sowohl bei den Magen- als auch bei den Zwölffingerdarmgeschwürpatienten zeigten sich gute Resultate. Bei den Patienten mit Duodenalulcera konnte eine bemerkenswerte symptomatische Verbesserung erzielt werden; in einigen Fällen konnte radiologisch eine Heilung nachgewiesen werden. Der Geschwürkrater verschwand innerhalb zwei bis fünf Wochen nach Beginn der Behandlung. Alle Fälle mit Magenulcera zeigten extensive Heilergebnisse.(2)

Tewari und Wilson veröffentlichten eine weitere Studie über Zwölffingerdarmgeschwüre. Alle Patienten hatten mehr als sechs Rückfälle in 12 Monaten erlitten und keines der verfügbaren Medikamente war mehr wirksam. Die eine Gruppe nahm 3,0 g DGL über acht Wochen ein und die andere Gruppe nahm 4,5 g DGL über 16 Wochen ein. Sie wurden ein Jahr lang beobachtet. Bei allen Patienten zeigte sich eine wesentliche Besserung und bei keinem war während des Beobachtungsjahres eine Operation nötig. Bemerkenswert ist, daß die meisten Patienten, die die niedrigere Dosis erhalten hatten, Rückfälle erlitten, während die mit der höheren Dosis 16 Wochen lang behandelten Patienten keine Rückfälle erlitten.[3]

In einer Studie, in der DGL, Antacida und die Medikamente Cimetidin und Gefarnate bei 874 an chronischen Zwölffingerdarmgeschwüren leidenden Patienten eingesetzt und miteinander verglichen wurden, fanden Kassir et al., daß die DGL-Gruppe eine Heilungsrate von 76,3% bei 6-wöchiger und 91% bei 12-wöchiger Einnahme aufwies.[4]

Anderen Studien zufolge besteht die Wirksamkeit von DGL in seiner Fähigkeit, eine Beschädigung der Magenschleimhaut zu verhindern, aber auch in einer positiven Heilwirkung bei beschädigter Magenschleimhaut.
Rees et al. beobachteten die Wirkung des DGL bei durch Acetylsalicylsäure (ASS) verursachten Schleimhautschäden. Mittels eines Tubus in den Magen von Ratten eingeführtes ASS mit DGL zeigte eine wesentlich verringerte Schleimhautbeschädigung. In der gleichen Studie erhielten Menschen nicht kaubare Aspirintabletten allein oder ASS zusammen mit DGL. Die DGL/ASS Tabletten verringerten den durch ASS alleine verursachten Blutverlust.[5]

In einem Tierversuch wurde DGL von Morris et al. hinsichtlich der Magenschleimhautbarriere getestet. Einer Gruppe von Hunden wurden direkt hintereinander drei Lösungen eingeflößt: Eine DGL-Lösung gefolgt von einer Säure und danach einer Gallelösung. Man untersuchte die Schleimhaut nach verstärkter Durchlässigkeit gegenüber Wasserstoff- und Natriumkarbonationen. Als Ergebnis zeigte sich, daß DGL die Schleimhautschicht vor der schädigenden Wirkung der Galle schützte.[6] Ähnliche Resultate und Schlußfolgerungen sind von anderen Autoren nach Versuchen mit Ratten veröffentlicht worden.[7,8] Die Ergebnisse dieser Studien sind insofern von Bedeutung, als angenommen wird, daß Gallensalze eine wichtige Rolle in der Pathogenese von Magengeschwüren spielen, indem sie die Magenschleimhautbarriere durchbrechen, wobei eine Diffusion von Wasserstoffionen erfolgt, die zum Entstehen von Gastritis führt.

Andere natürliche Substanzen beeinflussen die gastrointestinale Schleimhautauskleidung günstig. Musa paradisiaca, die Kochbanane, wirkt antiulcerogen, wenn sie in unreifem Zustand verwendet wird. Best et al. berichten, daß die unreife Banane die Bildung von Geschwüren durch ASS verhindert und auch bereits durch ASS entstandene Geschwüre zu heilen vermag.[9]
Es wird angenommen, daß der funktionierende Mechanismus darin besteht, daß das Wachstum der Magenschleimhaut angeregt wird. Diese stimulierende Wirkung wurde auch bei normalen Ratten beobachtet, bei denen keine Geschwüre vorhanden oder induziert waren. In diesen Fällen wurde sowohl die Menge der Schleimhaut vergrößert als auch deren Produktion angeregt.[9]

Wurden Ratten nach der Zuführung von ASS mit unreifer Banane behandelt, zeigte sich eine rasche Abheilung der Geschwüre. Die regenerierten Schleimhautzellen versiegelten rasch die beschädigten Bereiche mit einer gesonderten Schleimhautschicht und verhinderten weitere Erosionen durch gastrisches HCl und Pepsin.[10]

Eine andere botanische Quelle, Ulmus fulva oder rotgelber Rüster wird seit langem als linderndes und erweichendes Mittel zur Verbesserung der Heilung von Schleimhautmembranen oder entzündetem Gewebe verwendet. Der bevorzugt verwendete Teil ist das Innere der Rinde, die eine mucilaginose Verbindung enthält, die aus d-Galactose, 3-0-Methyl-D-Galactose, L-Rhamnose und D-Galacturonsäure besteht.[11] Der rotgelbe Rüster ist ebenfalls als Schleimmittel für Rekonvaleszenten und Patienten, die an Magen- und Zwölffingerdarmgeschwüren leiden, eingesetzt worden.[12]

Althea officinalis (Samtpappelwurzel) wurde ebenso wie der rotgelbe Rüster als linderndes und weichmachendes Mittel bei Gastritis, Enteritis, peptischen Geschwüren und allgemeinen gastritischen Entzündungen seit langem eingesetzt. Die Samtpappelwurzel besitzt einen hohen Mucilagogehalt (25-35%), dazu kommen Asparagine (1-2%) sowie Flavonoide.[11]

Anwendungsmöglichkeiten:
- ▶ Colitis
- ▶ Enteritiden und M. Crohn
- ▶ Gastritis
- ▶ Ulcera ventriculi et duodeni

Kontraindikationen:
Schwangerschaft und Allergien gegenüber den einzelnen Bestandteilen

Dosierung und Anwendung:
1-2 Kaps. mindestens 20 Min. vor oder zwischen den Mahlzeiten, 3-4 x täglich. Die Therapie sollte mindestens acht Wochen lang durchgeführt werden. In manchen Fällen bis zu 16 Wochen.

Lieferbar: Als OP mit 60 oder 180 Kapseln

Inhaltsangabe pro Kapsel:	Süßholz Extrakt (ohne Glycyrrhizinsäure)	300 mg
	Musa paradisiaca	150 mg
	Ulmus fulva	100 mg
	Althaea officinalis Extrakt (8:1)	200 mg
	Ascorbylpalmitat	15 mg

1. *Turpie, AGG, et al., „Clinical trial of deglycyrrhizinated licorice in gastric ulcer." Gut 10: 299-302, 1969.*

2. *Tewar, SN, et al., „Some experience with deglycyrrhizinated licorice in the treatment of gastric and duodenal ulcers with special reference to its spasmolytic effect." Gut 9: 48-51, 1968.*

3. *Tewari, SN, et al., „Deglycyrrhizinated licorice in duodenal ulcer." The Practitioner 210: 820, June 1973.*

4. *Kassir, Z, „Endoscopic controlled trial of four drug regimens in the treatment of chronic duodenal ulceration." Irish Medical Journal 78,6: 153, June 1985.*

5. *Rees, WDW, et al., „Effect of Deglycyrrhizinated licorice on gastric mucosal damage by aspirin." Scan. J.of Gastro. 14:605-07, 1979.*

6. *Morris, TJ, et al., „Effect of a deglycyrrhizinated licorice compound on the gastric mucosal barrier of the dog." Digestion 11: 355-363, 1974.*

7. *Van Marle, J, et al., „Deglycyrrhizinated licorice and the renewal of rat stomach epithelium." European J. of Pharmacology 72:219-225, 1981.*

8. *Morgan, RJ, et al., „The effect of deglycyrrhizinated licorice on the occurrence of aspirin and aspirin plus bile acid induced gastric lesions, and aspirin absorption in rats." Gastroenterology 82, 5, Part 2:1134.*

9. *Best, R, et al., „The anti-ulcerogenic activity of the unripe plantain banana (Musa species)." British J. of Pharmacology 82: 107-16, 1984.*

10. *Elliot, RC, and Heward, GJF, „The influence of a banana supplemented diet on gastric ulcers in mice." Pharmacological Research Communications 8,2: 167, 1976.*

11. *Tyler, VE, et al., Pharmacognosy, 6th Ed. Lea and Febinger, Philadelphia, 1981, pp.76-6.*

12. *Wren, RC, Monograph, pp. 186-7 and 252, Potters New Encyclopedia of Botanical Drugs and Preparations (Referenced Encyclopedia). E.W. Daniel Company, 1988.*

Formula SF 734® (Thorne)

Dies ist ein sehr gut verträgliches Wismutpräparat ohne Laktose. Wismut ist zwar toxisch, wirkt aber effizient gegen Helicobacter und ist wohl deswegen ein seit Jahrhunderten bewährtes Mittel bei Gastritis und Ulcuskrankheiten.

Lieferbar: Als OP mit 90 Kapseln

Inhaltsangabe pro Kapsel:	Wismut als Wismutnitrat	60 mg
	Hydrastis canad. (4:1)	50 mg
	Bentonit	150 mg
	deglycyrrhinisierter Succus liquiritae	200 mg

Dosierung:
Normal: 4 x 2/d vor den Mahlzeiten; wegen des Wismutgehaltes maximal 8 Wochen

c) Protozoen und Würmer

Das große Problem auf diesem Gebiet ist die Diagnosestellung! Ich verweise hier dringend auf das Buch „Darmparasitose: Die zentrale Immunstörung" (Fonk, I.; ML-Verlag).

Die Diagnostik deutscher Labors ist vollkommen ungenügend. Sehr gute Ergebnisse in der Protozoendiagnostik liefert Great Smokies Diagnostic Lab, 18A Regent Park Boulevard, Asheville, North Carolina 28806, USA; für die Diagnose von Wurmbelastungen bleiben wir jedoch auf das von Frau Fonk empfohlene Vorgehen angewiesen, das analog zur EAV-Testung auch mit AK möglich ist. In entsprechend schwierigen Fällen ist bei eindeutiger Reaktion auf die Wurmnosoden in der Testung nach Fonk der Einsatz der entsprechenden allopathischen Präparaten indiziert.
A.P. Formula® kann dann synergistisch oder im Intervall gegeben werden. Genauere Angaben zur Testung nach Fonk sowie auch zur Anwendung und Dosierung der von ihr empfohlenen Präparate sind ihren verschiedenen Fachartikeln zu entnehmen, die beim ML-Verlag angefordert werden können:
(ML-Verlag, Postfach 1151/1152, 29501 Uelzen).

Neben den Therapeutika nach Fonk setze ich in der Praxis vor allem zwei Präparate ein: A.P. Formula® (PE) und Humatin® (Parke-Davis).

A.P. Formula® (PE)

Dieses Präparat enthält eine synergistische Kombination von konzentrierten Pflanzenextrakten mit antiparasitärer Wirkung, u.a. gegen Protozoen wie Entamoeba histolytica, Giardia lamblia, Trichomonas vaginalis und den intestinalen Rundwurm Ascaris lumbricoides. A.P. Formula wirkt auch gegen Blastocystis hominis und andere Parasiten und Protozoen und ist somit auch als Zusatzpräparat bei einer entsprechenden allopathischen Therapie indiziert.
Berberin ist ein Isochinolin-Alkaloid, das in neun Pflanzenfamilien vorkommt. Es ist einer der stärksten pflanzlichen antimikrobiell wirksamen Stoffe. Berberin ist hoch wirksam gegen eine Vielzahl von Bakterien, Pilzen, Protozoen, Würmer und sogar einige Virusarten.
Die Wirksamkeit von Berberin konzentriert sich v.a. auf den Magen-Darm-Bereich, da es im Gastrointestinaltrakt kaum resorbiert wird.
Quassia ist ein Bittermittel. Es enthält mehrere Quassanoide, die seinen bitteren Geschmack und die pharmakologische Aktivität ausmachen. Viele dieser Quassanoide wirken in vitro und vivo amöbizid.
Enzian ist ein Magenstimulans, das zur Verdauungsförderung und Behandlung von gastrointestinalen Beschwerden eingesetzt wird. Enzian wirkt gegen E. histolytica.
Ingwer enthält flüchtige Öle und phenolische Verbindungen. Getrockneter Ingwer ist schärfer als frischer und auch stärker wirksam, insbesondere gegen Ascaris lumbricoides.
Knoblauch enthält als Hauptinhaltsstoff Di-Allyl-Thiosulfinsäureester (Allicin). Knoblauch in Pulverform garantiert die bestmögliche Speicherung von Allicin, und in A.P. Formula liegt ein 100:1 konzentriertes Pulver vor! Knoblauch wirkt gegen E. histolytica und Ascaris lumbricoides.

Anwendungsmöglichkeiten:
Intestinale und urogenitale Parasitosen und Zoonosen

Kontraindikationen:
Schwangerschaft und Überempfindlichkeit gegen die Inhaltsstoffe

Lieferbar: Als OP mit 90 Kapseln

Inhaltsangabe pro Kapsel:	Berberinsulfat	125 mg
	Gentiana-Lutea-Extrakt 5:1 (Enzian)	50 mg
	Knoblauchextrakt 100:1 (geruchlos)	25 mg
	Zingiber-Officinale-Extrakt (Ingwer) (stand. auf 2% ätherisches Öl)	50 mg
	Quassia-Extrakt 5:1	50 mg
	Ascorbylpalmitat	15 mg

Dosierung:
Normal: 3 x 1/d mit einem Glas Wasser vor den Mahlzeiten für 3-4 Wochen
Maximal: 3 x 2/d
Nach Kontrolle, falls nach der ersten Packung notwendig, nochmals 3-4 Wochen Therapie.

Humatin® Pulvis (Parke-Davis)

Der in Humatin enthaltene Wirkstoff Paromomycinsulfat hat sich als einziges Präparat in den Fällen als wirksam erwiesen, bei denen eine Belastung mit Blastocystis hominis durch A.P. Formula® nicht erfolgreich zu behandeln war.
Weitere Informationen bitte direkt vom Hersteller anfordern:
Parke-Davis, 79090 Freiburg.

d) Sonstiges

▶ Lamblien (Giardia lamblia)
Hier therapieren wir klassisch mit einem der Metronidazol-Präparate; alternativ mit A.P. Formula®.

▶ Pathogene Bakterien (Proteus, Klebsiella, pathologische E-coli usw.)
Hier ist im Regelfall keine spezifische antibiotische Therapie notwendig, sondern eine kurzfristige massive Ableitungstherapie mit Bittersalz, Ozovit® oder anderen Präparaten und dann ein hochdosierter Wiederaufbau der Darmflora (siehe dort). Die dort genannten Präparate sind bei ausreichend hochdosierter Therapie – gute Verträglichkeit vorausgesetzt – in Verbindung mit einer individuellen Diätumstellung meist in der Lage, das bakterielle Ungleichgewicht zu beheben.

III. Aufbau der Darmflora

FOS® Fructo-Oligo-Saccharide (PE)

FOS ist eine Mischung von drei Kohlenhydratarten, die als orales Therapeutikum das Wachstum insbesondere von Bifidobakterien, aber auch Lactobacillus acidophilus massiv fördern. Sie können von den im Magen-Darm-Trakt des Menschen vorkommenden Enzymen Amylase, Sucrase und Maltase nicht gespalten werden; auch der Glukose- bzw. Insulinregelkreis wird nicht beeinflußt. Pathologische Mikro-Organismen wie Salmonella, E. coli, Clostridium perfringens, Candida albicans u.a.m. können **FOS** nicht verwerten. Erst in den unteren Dünndarmabschnitten und im Colon können Bifidobakterien und Lactobazillen **FOS selektiv** als Nährsubstanz verwerten.

Forschung: Die tägliche Gabe von **FOS** an 23 stationäre Patienten im Alter zwischen 50 und 90 Jahren führte nach zwei Wochen zu folgenden Ergebnissen:
1. Die durchschnittliche Zahl von Bifidobakterien pro Gramm Stuhl verzehnfachte sich, offensichtlich zu Lasten der mengenmäßig am stärksten vorkommenden Bakterienart Bacteroides fragilis.
2. Bei den Patienten mit den niedrigsten Ausgangswerten war die Zunahme der Bifidobakterien am deutlichsten (100 bis 10 000fach gegenüber dem Ausgangswert!).
3. Bei den Patienten mit hohen Ausgangswerten an Bifidus stiegen diese nicht mehr signifikant an, aber es kam zu einer Reduktion von Clostridium perfringens, wahrscheinlich durch die erhöhte Produktion an Essig- und Milchsäure.
4. Sowohl Durchfall als auch leichte Obstipation besserten sich in kurzer Zeit.
5. Selbst bei einer Dosierung von nur 1 Gramm/d zeigten sich positive Effekte, wobei aber mit höherer Dosierung (2-4-8 g/d) die Effekte deutlich schneller und stärker eintraten.

Eine andere Studie mit diabetischen Patienten (Dauer: 14 Tage, Dosis 8 g/d) zeigte folgende Resultate:
1. Reduktion des Nüchtern-Blutzuckers um 15 mg/dl
2. Abnahme des Gesamtcholesterins um 19 mg/dl
3. Abnahme des LDL-Cholesterins um 17 mg/dl
4. Keine signifikante Änderung der HDL- und Triglyceridwerte.

Somit darf eine deutliche Besserung des Kohlenhydrat- u. Fettstoffwechsels bei Diabetikern durch FOS als gesichert gelten; primär wohl durch Änderung der Gallensalze und Beschleunigung der Darmpassage.

Chemie/Toxikologie:
FOS besteht aus l-Ketose GF 2, Nystose GF 3 und Fructofuranylnystose, die in einer Vielzahl von Pflanzen vorkommen (hochdosiert z.B. in Artischocken).

Seit kurzem gibt es eine neue, auf enzymatischer Verstoffwechslung von Saccharose basierende Herstellungsart, die eine preiswerte und äußerst reine Produktion ermöglicht. **FOS** ist ein weißes, kristallines Pulver, das etwa halb so süß schmeckt wie Zucker, weitgehend hitzeresistent ist und sogar beim Backen oder zum Tee/Kaffee genommen werden kann.

FOS wurde im Tier- und Menschenversuch ausgiebig getestet und als völlig ungefährlich auch bei hohen Dosierungen beurteilt. In Japan wird FOS seit Jahren bei einer Vielzahl von Reformprodukten zur Stabilisierung der Darmflora verwendet.

Zusammenfassung der positiven Effekte von FOS:

▷ Starke Förderung der Bifidusflora
▷ Deutliche Förderung der Lactobacillenflora
▷ Reduziert den Anteil der unerwünschten Darmflora
▷ Senkt den Stuhl-pH und die Menge der Fäulnisprodukte im Darm
▷ Senkt Gesamt-Cholesterin und insbesondere LDL-Cholesterin
▷ Senkt den Blutzuckerspiegel bei Diabetes
▷ Fördert die Darmpassage und reduziert so die Giftbelastung der Leber
▷ Kann sowohl bei Durchfall als auch Verstopfung eingesetzt werden

Anwendungsmöglichkeiten:

▶ Alle Formen von Dysbiose des Darms, auch nach Antibiotikatherapie
▶ Diabetes und Hypoglykämie
▶ Obstipation
▶ Diarrhoe
▶ zur Leberentgiftung

Dosierung:

Initial bis zu 3 gehäuften Teelöffeln täglich. Erhaltungsdosis 1-2 Teelöffel täglich
Achtung! Bei Überdosierung insbesondere zu Beginn vermehrt Blähungen und Durchfall möglich; dann Reduktion bis zur Verträglichkeit.

Beachte: Testet FOS im AK-Test eindeutig schlecht oder reagiert der Patient subjektiv eindeutig überempfindlich, so ist entweder an eine Parasitose oder eine Schimmelpilzempfindlichkeit zu denken.

Lactobacillus Sporogenes® (PE)

Dies ist ein ausgesprochen widerstandsfähiger Lactobacillenstamm, der zusätzlich zu den Effekten aller Lactobacillen – Hemmung pathogener Bakterien, Förderung eines gesunden Darmmilieus – folgende Vorteile hat:

▷ keine Kühlung notwendig
▷ schnelle Vermehrung bei 34°-50°C (Generationszeit 30 Minuten!)
▷ Aktivierung durch die Magensäure

Lieferbar: Als OP mit 60 Kapseln

Inhaltsangabe pro Kapsel:	Lactobacillus sporogenes 150 mg; zu 100% milchfrei!

Dosierung:

3 x 1 Kapsel/d, zwischen den Mahlzeiten

Hylak N® (Merckle)

Dies ist ein gutes und klassisches deutsches Präparat zur Symbioselenkung mit Stoffwechselprodukten verschiedener Darmkeime.

Lieferbar: Als Tropfen.

Inhaltsangabe pro 1 ml:	Stoffwechselprodukte von Lactobacillus helveticus 2×10^9, mit einem Gehalt an Milchsäure 110 mg, Lactose 55 mg Hilfsstoffe: Kaliumsorbat, Natriummonohydrogenphosphat, Kaliummonohydrogenphosphat, Phosphorsäure

Dosierung:

Erwachsene: In den ersten Tagen 3 x/d vor oder während der Mahlzeiten 40 Tropfen in reichlich Flüssigkeit. Später Dosis um die Hälfte verringern.

Säuglinge und Kinder: 3 x/d 15-20 Tr.

Mutaflor® (Ardeypharm)

Hier handelt es sich um einen äußerst resistenten und für das Immunsystem des Menschen positiven E.coli-Keim, der in unterschiedlichen Dosierungen in magen- und dünndarmresistenten Kapseln geliefert wird. Ein teueres, aber potentes Mittel zur Stabilisierung insbesondere der Dickdarmflora.

Lieferbar: Als OP mit 20 oder 100 Kapseln zu je 100 mg/20 mg/4 mg

Inhaltsangabe pro Kapsel:	Lebensfähige Bakterien Escheria col. Nissle 1917 2,5-25 x 10^9 / 0,5-5 x 10^9 / 10^8-10^9 Hilfsstoffe: Lactose, Talkum, Methacrylsäurepolymerisat, Macrogol, Dibutylphthalat,Titandioxid, Bienenwachs, Carnaubawachs, Schellack, Farbstoff E 172

Dosierung:

Siehe Herstellerangaben

Beachte: Wir testen mit AK nur die Verträglichkeit der jeweiligen Hülle, nicht des Kapselinhaltes!

Omniflora® (Zyma)

Das wohl bestbekannte deutsche Präparat mit Lebendkeimen.

Lieferbar: Als OP mit 100 Kapseln

Inhaltsangabe pro Kapsel:	25 mg Kulturlyophilisat von Lactobacillus gasseri 8 x 10^8 bis 8 x 10^9 KBE/g Hilfsstoffe: Lactose H_2O-frei

Dosierung:
Siehe Herstellerangaben

SaccharoFlora® (PE)

Dies ist eine Kombination von FOS (s. oben) mit dem Hefepilz Saccharomyces boulardii, Wirkstoff des bekannten deutschen Präparates Perenterol®.

Viele Studien zeigen die positiven Effekte dieses probiotischen Hefepilzes:
- ▷ Antimikrobielle Aktivität, u.a. gegen Clostridium difficile, Shigella, Entamoeba histolytica und Candida albicans
- ▷ Immunmodulation
- ▷ Magensäure-Restistenz

Lieferbar: Als OP mit 90 Kapseln

Inhaltsangabe pro Kapsel:	Saccharomyces boulardii	75 mg
	FOS	500 mg
	Vitamin C (als Ascorbylpalmitat)	15 mg

Dosierung:
3 x 1-2 Kapseln/d, zwischen den Mahlzeiten

Perenterol® (Tiemann)

Lieferbar: Als OP mit 20, 50 und 100 Kapseln

Inhaltsangabe pro Kapsel:	Saccharomyces boulardii 50 mg weitere Bestandteile: Lactose 1 H_2O, Saccharose, Magnesiumstearat, Schwefeldioxid, Gelatine, ger. Wasser, Farbstoff E 171

Dosierung:
Erwachsene, Kinder und Säuglinge bei akuten Darmerkrankungen 3 x 2/d. Zur Stoßtherapie kann die tägl. Einnahme auf 3 x 4/d gesteigert werden. Nach Abklingen der Beschwerden bzw. Durchfälle soll Perenterol® noch einige Tage weiter eingenommen werden.
Man vergleiche die Kapselinhalte!

Beachte: Wer bisher Perenterol® häufig als unverträglich im AK-Test gefunden hat – wie ich – weiß nun eine mögliche Erklärung: die Zusatzstoffe!
Testen aber beide Präparate schlecht, so besteht wahrscheinlich eine generelle Hefeunverträglichkeit, wie sie häufig bei chronischer Candidose besteht!

Vital-Dophilus® (Klaire Laboratories)

Dieses milchfreie Präparat wird eingesetzt bei Patienten mit Milchintoleranz. Es wird in einem Medium mit speziellen nichtraffinierten Kohlenhydraten und Proteinhydrolysaten kultiviert. Es enthält 10 Milliarden Bakterien in 1/4 Teelöffel (= 1g); andere Produkte nur 0-2,5 Milliarden/g. Vital-Dophilus® ist außergewöhnlich unempfindlich. Bei Raumtemperatur bleibt es stabil bis zu mehreren Monaten.

Dosierung:
Normal: 3 x 1/d mit oder nach den Mahlzeiten
Maximal: 3 x 2/d mit oder nach den Mahlzeiten

1. *Blehaut, H, et al. „Disposition kinetics of Saccharomyces boulardii in man and rat." Biopharm Drug Dispos 1989; 10: 353-64.*
2. *Klein, SM, et al. „Recovery and elimination of the biotherapeutic agent, Saccharomyces boulardii, in healthy human volunteeers." Pharm Res 1993; 10: 1615-9.*
3. *Massot, J, et al. „Bacteriopharmacological activity of Saccharomyces bourlardii in Clindamycin-induced colitis in the hamster." Arzheim-Forsch Drug Res 1984: 34 (7): 794-7.*
4. *Toothaker, RD, and Elmer, GW, „Prevention of Clindamycin-induced mortality in hamsters by Saccharomyces boulardii." Antimicrobial Agents and Chemo 1984(4): 552-6.*
5. *Castex, F, et al. „Prevention of Clostridium difficile-induced experimental pseudomembranous colitis by Saccharomyces boulardii: a scanning electron microscopic and microbiological study." J of General Micorbiology 1990; 136: 1085-9.*
6. *Corthier, G, et al. „Effect of oral Saccharomyces boulardii treatment on the activity to Clostridium difficile toxins in mouse digestive tract." Toxicon 1992; 30(12): 1583-9.*
7. *Buts JP, Corthier, G, and Delmee, M, „Saccharommyces boulardii for Clostridium difficile associated enteropathies in infants." J of Ped Gastro an d Nut 1993; 16(4): 419-25.*
8. *Pothoulakis C, et al. „Saccharomyces boulardii inhibits Clostridium difficile toxin. A binding and enterotoxity in rat ileum." Gastroenterology 1993; 104: 1108-15.*
9. *Cothier, G, Dubos, F, and Ducluzeau, R, „Prevention of Clostridium difficile induced mortality in gnotobiotic mice by Saccharomyces boulardii." Can J Microbiol 1986; 32: 894-6.*
10. *Mc Farland, LV, et al. „A randomized placebo-controlled trial o Saccharomyces boulardii in combination with standard antibiotics for clostridium difficile disease." JAMA 1994; 271(24): 1913-8.*
11. *Surawicz, CM, et al. „Prevention of antiviotic-associated diarrhea by Saccharomyces boulardii: A prospective study." Gastroenterology 1989; 96:981-9.*
12. *Mc Farland, LV, et al. „Prevention of ß-Lactam-associated diarrhea by Saccharomyces boulardii compared with with placebo." The Am J of Gastro 1995; 90(3): 439-448.*
13. *Machado Caetano, JA, et al. „Immunopharmacological effects of Saccharomyces boulardii in healthy human volunteers." Int J Immunopharmac 1986; 9(3): 245-59.*
14. *Tokunaga, T, Oku, T, and Hosoya, N, „Utilization and excretion of a new sweetener, Fructooligosaccharide (Neosugar), in rats." J of Nutr 1989; 553-9.*
15. *Wang, X, and Gibson, GR, „Effects of the in vitro fermentatin of oligofructose and inulin by bacteria growing in the human large intestine." J Appl Bacteriol 1993; 75(4): 373-80.*
16. *Gibson, GR, and Wang, X, „Entrichment of bifidobacteria from human gut contents by oligofructose using continuous culture." FEMS Microbiol Lett 1994; 118(1-2): 121-7.*

17. Mitsuoka, T, Hidaka, H, Eida, T, „Effect of fructo-oligosaccharides on intestinal microflora." Die Nahrung 19987; 31(5-6): 427-36.

18. Gibson, GR, et al. Selective stimulation of bifidobacteria in the human colon by oligofructose an inulin." Gastroenterology 1995; 108(4): 975-82.

19. Hata, Y. et al. „The effect of fructooligosaccharides (Neosugar) on hyperlipidemia." Geriatric Medicine 1983; 21: 156-67 (in Japanese).

20. Yamashita, K, Kawai, K, and Itakura, M, „Effects of fructo-oligosaccharides on blood glucose and serum lipids in diabetic subjects." Nutr Res 19984; 4: 961-6.

21. Tokunaga, T, Oku, T, and Hosoya, N, Influence of chronic intake of new sweetener. „Neosugar" (fructo-oligosaccharide), on growth and gastrointestinal action of the rat." J Nutr Sci Vitaminol 1986; 32: 111-21.

22. Hidaka, H, „The role of intestinal flora in nutrition." Biseibutsu 1985, 1: 32-40 (in Japanese).

Entzündungshemmende Präparate

Neben den klassischen Maßnahmen – Ruhe und Schonung bei akuten Zuständen, sinnvolle Bewegung zur Verbesserung des Stoffwechsels bei chronisch-degenerativen Leiden sowie den jeweils dazugehörigen Maßnahmen aus der physikalischen Medizin – behandeln wir in der Praxis vor allem mit folgenden Präparaten:
a) Akutstadium:
A.I.Formula® und Traumeel® sowie gegebenenfalls andere homöopathische Mittel
b) Im chronisch-degenerativen Stadium:
Glucosamine-Sulfate® und Zeel® sowie gegebenenfalls andere homöopathische und phytotherapeutische Präparate

zu a)

Traumeel® (Heel)

Traumeel® ist das klassische Breitspektrum-Antiphlogisticum der Homöopathie

Lieferbar: Als Ampullen, Tabletten, Tropfen und Salbe
Inhaltsangabe pro

2,2 ml Injektionslösung:	Arnica D2, Calendula D2, Chamomilla D3, Symphytum D6, Millefolium D3, Belladonna D2 jeweils 2,2 µl, Aconitum D2 1,32 µl, Bellis perennis D2, 1,1 µl, Hypericum D2 0,66 µl, Echinacea angustifolia D2, Echinacea purpurea D2 jeweils 0,55 µl, Hamamelis D1 0,22 µl, Mercurius solubilis hahnemanni D6 1,1 mg, Hepar sulfuris D6 2,2 µl

Dosierung:
Siehe Herstellerangaben
Beachte: Wenn man mit AK testet, findet man beileibe nicht bei allen Fällen von Traumen oder frischen Entzündungen eine positive Reaktion auf Traumeel®. Trotzdem ist es ein unersetzliches Mittel für die naturheilkundliche Praxis.

A.I. Formula® (PE)

A.I.Formula® ist eine konzentrierte Breitspektrumkombination von entzündungshemmenden und antiallergischen Phytotherapeutika.
Quercetin ist bei allen entzündlichen und allergischen Zuständen angezeigt. Es hemmt die Phospholipase A2, Lipoxygenase, Degranulation von Mastzellen und Basophilen und verringert so die Gewebespiegel entzündungsfördernder Mediatorsubstanzen. Die Wirksamkeit von Quercetin wird unterstützt durch gleichzeitige Zugabe von **Bromelain**, das nicht nur entzündungshemmend wirkt, sondern auch die Absorption von Quercetin zu erhöhen scheint. Kombinationen von Flavonoiden

(Quercetin) und proteolytischen Enzymen (Bromelain) haben signifikant entzündungshemmende Eigenschaften, wie experimentelle Studien gezeigt haben. **Crataegus** hemmt die Histidindecarboxylase und somit die Synthese von Histamin. **Curcuma longa** hat ebenfalls entzündungshemmende Eigenschaften.

Anwendungsmöglichkeiten:
- ▶ Allergien
- ▶ Arthritis
- ▶ Asthma
- ▶ Autoimmunkrankheiten
- ▶ Infektionen insbesondere der Atemwege und Nasennebenhöhlen
- ▶ Postoperativ zur Heilungsförderung
- ▶ Trauma

Kontraindikationen:
Überempfindlichkeit gegen Ananas oder die anderen angegebenen Inhaltsstoffe.

Lieferbar: Als OP mit 60 oder 120 Kapseln

Inhaltsangabe pro Kapsel:	Quercetin	250 mg
	Curcuma longa Extrakt (standardisiert auf 25% Curcumin)	150 mg
	Bromelain 2000 mcu/Gramm	200 mg
	Crataegus oxycantha Extrakt (standardisiert auf 2% Vitexin-4-rhamnoside)	100 mg
	Ascorbylpalmitat	14 mg

Dosierung:
Normal: 3 x 1-2/d, zwischen den Mahlzeiten
Maximal: 3 x 4/d, zwischen den Mahlzeiten

Zeel® (Fa. Heel)

Zeel® ist ein klassisches Arthrosemittel mit teilweise verblüffender Wirkung.
Lieferbar: Als Ampullen, Tabletten, Tropfen und Salbe

Inhaltsangabe pro 2,2 ml Injektionslösung:	Auszug (1:10) aus Cartilago suis, Auszug (1:10) aus Funiculus umbilicalis suis jeweils 22 µg; Rhus toxicodendron Ø, Arnica Ø jeweils 0,22 mg, Dulcamara Ø, Symphytum Ø jeweils 22 µg, Sanguinaria Ø 33 µg, Sulfur Ø (D4) 39,6 µg, Nadid, Coenzym A, (±)- Liponsäure, Natrium oxalaceticum jeweils 0,2 ng

Dosierung:
Siehe Herstellerangaben

Beachte: Wie aus der Liste der Inhaltssubstanzen zu entnehmen, ist Zeel® eigentlich u.a. eine „Schweinefleischnosode". Diejenigen Patienten, die besonders gut auf Zeel® ansprechen, sollten unbedingt dahingehend beraten werden, daß sie in Zukunft Schweinefleisch möglichst zu 100% meiden. Die Beobachtungen meines Kollegen Robert Schmidhofer konnten an vielen Fällen in der Praxis nachvollzogen werden. Immer wieder kommt es nach eindeutiger Besserung zu „plötzlichen Rückfällen" nach dem Genuß von Schweinefleisch, z.B. anläßlich von Familienfeiern o.ä!!

Glucosamine-Sulfate® (PE)

Glucosamin ist eine natürlich vorkommende Substanz, die für die Bildung der Proteinstrukturen notwendig ist, aus denen die Grundsubstanz des Knorpelgewebes gebildet wird. Experimentelle Studien haben gezeigt, daß Glucosamin-Sulfat zerstörten Knorpel regenerieren kann und gleichzeitig antientzündliche Aktivität zeigt. Somit ist Glucosamin-Sulfat eine vielversprechende Behandlungsalternative bei degenerativen Gelenkerkrankungen.

Anwendungsmöglichkeiten:
- Arthrose
- Bursitis
- Gelenkschmerz, -entzündung

Lieferbar: Als OP mit 60 oder 180 Kapseln

Inhaltsangabe pro Kapsel:	Glucosamin-Sulfat	500 mg
	Ascorbylpalmitat	8 mg
	MCC	

Dosierung:
3 x 1 Kapsel/d

Grundlagen und Studien zu Glucosamin-Sulfat

Arthrose (engl. Osteoarthritis), auch degenerative Arthritis genannt, betrifft zig-Millionen Amerikaner. Die Arthrose kann alle möglichen Gelenke im Körper betreffen, insbesondere aber die Knie, den Nacken, die Lendenwirbelsäule, Hüftgelenke und Finger. Sie verursacht häufig Schmerz, Entzündung und Bewegungseinschränkung. Sie ist eine mehr oder weniger fortschreitende Erkrankung und kann manchmal zu schweren Behinderungen führen. Viele Ärzte sehen in der Arthrose einen unerbittlichen und endgültigen Prozess der Gelenkszerstörung.

Die üblichen Behandlungsweisen stützen sich hauptsächlich auf antientzündlich wirkende Medikamente (Nicht-steroidale Anti-Rheumatika = NSAR), wie z.B. Acetylsalicylsäure, Ibuprofen, Naproxen und Piroxicam. Diese Medikamente lindern zwar die Symptome, verlangsamen aber das Fortschreiten der Krankheit nicht; es gibt im Gegenteil Beweise dafür, daß eine Langzeitbehandlung mit NSAR die Gelenke schädigt und das Fortschreiten der Arthrose beschleunigt. Außerdem verursachen NSAR Nebenwirkungen wie z.B. Geschwüre des Verdauungsapparates und schädigen zudem Leber und Nieren.

Das ideale Mittel zur Behandlung der Arthrose sollte folgende Eigenschaften haben:

1. **Es sollte nicht nur die Beschwerden lindern, sondern auch eine heilende Wirkung auf den Krankheitsverlauf haben.**
2. **Es sollte ungiftig und frei von Nebenwirkungen sein.**
3. **Es sollte erschwinglich sein.**

Bis heute war die pharmazeutische Industrie nicht in der Lage, ein Medikament zu entwickeln, das all diesen Kriterien entspricht. Glücklicherweise gibt es in der Natur eine Verbindung, die allen obigen Anforderungen entspricht. Es handelt sich um Glucosamin, eine natürlich vorkommende Substanz des Gelenkknorpels.
Der im Gelenk befindliche Knorpel enthält eine Gruppe von Proteinmolekülen, sog. Proteoglycane. Diese Proteine bilden sozusagen die „Grundsubstanz" des Knorpels, die den Gelenken Stärke und Spannung verleiht. Viele Forscher sind heute der Auffassung, daß der Gelenkknorpel lebendig ist und sich ständig erneuert.
Mit anderen Worten: wenn der alte oder beschädigte Knorpel degeneriert, wird er durch einen neuen gesunden Knorpel ersetzt. Wenn das zutrifft, sollte sich die Behandlung der Arthrose auf Anwendungen konzentrieren, die einerseits den Zusammenbruch des Knorpels hemmen und andererseits die Wiederherstellung des Knorpels fördern.

Glucosamin scheint beiden Anforderungen gerecht zu werden.
Glucosamin gilt als Vorläufer der Proteoglycansynthese, ist aber auch in der Lage, sie anzuregen. Außerdem hemmt Glucosamin die Degeneration der Proteoglycane und es hat sich gezeigt, daß es experimentiell beschädigten Knorpel wieder aufbauen kann.(1)
Folglich könnte Glucosamin zur Heilung degenerierter Gelenke auf zweierlei Weise beitragen: Durch Verhinderung der Degenerierung und durch Förderung der Wiederherstellung.

Es gibt noch eine dritte Möglichkeit:
In Tierversuchen hat die Verabreichung von Glucosamin (als Glucosamin-Sulfat) bei verschiedenen Entzündungsformen eine antientzündliche Aktivität ausgeübt, und zwar nicht durch Hemmung der Cyclooxygenase, wie sie bei NSAR stattfindet.(2)

Klinische Versuche mit Glucosamin-Sulfat
Die Heilwirkung des Glucosamin-Sulfats wurde durch mehrere klinische Versuche, die überwiegend in Italien durchgeführt wurden, bestätigt.

In einer Versuchsreihe wurden 30 an chronischer Arthrose leidende Patienten in zwei Gruppen aufgeteilt. Die eine Hälfte der Patienten erhielt 7 Tage lang Injektionen mit einem der üblichen NSAR-Präparate, dann 14 Tage lang täglich 400 mg Glucosamin-Sulfat (parenteral), danach 14 Tage lang 3 mal tgl. 500 mg Glucosamin-Sulfat (oral). Die Kontrollgruppe erhielt 7 Tage lang Injektionen mit einem der üblichen NSAR-Präparate, dann 14 Tage lang Placebokapseln (oral). Die Symptome besserten sich anfänglich bei beiden parenteralen Behandlungen, in der Glucosamin-Sulfat-Gruppe jedoch in weit größerem Ausmaß als in der Medikamentengruppe. In der Zeit, in der die Medikamente oral verabreicht wurden, besserte sich das Befinden jener Patienten, die Glucosamin-Sulfat erhielten, während es in der Placebo-Gruppe auf den Stand vor der Behandlung zurückging. Nach drei Wochen hatte sich das Gesamtbefinden der Glucosamin-Sulfat-Gruppe um 71% verbessert, während sich in der Placebo-Gruppe wenig verändert hatte.[3] Andere Forscher, die ähnliche Versuche durchgeführt hatten, kamen zu fast gleichen Ergebnissen.[4]

In einer dritten Versuchsreihe erhielten 40 Patienten, die an einseitiger Kniearthrose litten, während eines achtwöchigen Doppelblindversuchs, 3 x tgl. 500 mg Glucosamin-Sulfat oder 1,2 g Ibuprofen täglich. Mit Ibuprofen senkte sich die Schmerzgrenze während der ersten zwei Wochen schneller als mit Glucosamin-Sulfat. Obwohl die Besserungsrate in der Glucosamin-Sulfat-Gruppe zunächst langsamer anstieg, zeigte sich im weiteren Verlauf der Studie eine deutliche Besserung. In der 8. Woche war Glucosamin-Sulfat dem Ibuprofen deutlich überlegen.[1]

In einer weiteren Untersuchung erhielten 20 Kniearthrose-Patienten 3 x tgl. 500 g Glucosamin-Sulfat oder Placebos. Glucosamin-Sulfat war den Placebos bezüglich Schmerzlinderung, Gelenkempfindlichkeit und Schwellung deutlich überlegen. Die Resultate waren bei den 10 Patienten, die Glucosamin-Sulfat erhalten hatten, „ausgezeichnet“, während bei den Placebo-Patienten lediglich „ausreichende“ bis „schlechte“ Ergebnisse erzielt wurden.[5]

In keiner der oben genannten Studien wurden irgendwelche signifikanten Nebenwirkungen oder Veränderungen der übrigen Laborparameter bei den Patienten unter Glucosamin-Sulfat beobachtet.

Forscher des Instituts für Biologische Chemie an der Universität in Pavia, Italien, bestätigen den therapeutischen Wert des Glucosamin-Sulfats im Doppelblindversuch und erbrachten außerdem den histologischen Beweis dafür, daß Glucosamin-Sulfat den Arthroseverlauf günstig beeinflußt.
Die den Teilnehmern der Placebo-Gruppe entnommene Knorpelprobe zeigte in der elektronischen Mikrographie das deutliche Bild einer Arthrose. Die der Glucosamingruppe entnommene Knorpelprobe zeigte dagegen ein Bild, das eher gesundem Knorpel entsprach.[6]

Zusammenfassung

Durch diese Studien wurde gezeigt, daß mit Glucosamin-Sulfat eine effektive Behandlung der Arthrose möglich ist, und zwar offensichtlich wirkungsvoller als mit NSAR-Präparaten. Glucosamin ist weder ein schmerzstillendes noch ein entzündungshemmendes Mittel und so zeigt sich die heilende Wirkung nicht schnell.

Da es jedoch den Krankheitsprozess rückzubilden scheint, ist seine Wirkung letztlich deutlicher und anhaltender als jene der Standardtherapie. Außerdem ist es frei von Nebenwirkungen und sollte deshalb als Mittel der Wahl für Arthrosepatienten betrachtet werden. Zwar ist Glucosamin etwas teurer als durchschnittliche Nährstoffergänzungen, aber doch billiger als die meisten NSAR-Verordnungen.

1. *Vaz, AL, „Double-blind clinical evaluation of the relative efficacy of ibuprofen and glucosamine sulfate in the management of ostheoarthritis of the knee in out-patients." Curr Med Res Opin 8:145-49, 1982.*
2. *Setnikar, I, Cereda, R, Pacini, MA, Revel, L, „Antireactive properties of glucosamine sulfate." Arzneimittelforsch 41:157-61, 1991.*
3. *D'Ambrosio, E, et al., „Glucosamine sulfate: A controlled clinical investigation in arthrosis." Pharmatherapeutica 2:504-08, 1981.*
4. *Crolle, G, D'Este, E, „Glucosamine sulfate for the management of arthrosis: A controlled clinical investigation." Curr Med Res Opin 7:104-09, 1980.*
5. *Pujalte, JM, et al., „Double-blind clinical evaluation of oral glucosamine sulfate in the basic treatment of ostheoarthritis." Curr Med Res Opin 7:110-14, 1980.*
6. *Drovanti, A, Bignamini, AA, Rovati, AL, „Therapeutic activity of oral glucosamine sulfate in osteoarthritis: A placebo-controlled, double-blind investigation." Clin Ther 3:260-72, 1980.*

Boswellia serrata

Der Indische Weihrauch

Der Indische Weihrauch wird seit altersher in der Heilkunde eingesetzt. Bereits Hippokrates, aber auch die ayurvedische Medizin behandelte damit erfolgreich Erkrankungen des rheumatischen Formenkreises und verschiedene Entzündungsarten. Seit einigen Jahren wird auch universitär die Wirkung des Weihrauchs erforscht, und die Resultate sind vielversprechend. Der Indische Weihrauch besteht aus 55-57% Harz, 20-23% Gummi und bis zu 15% Ätherischem Öl mit den Hauptinhaltsstoffen α-Thujen und α- und β-Pinen.

Die Hauptinhalts- und wirkstoffe der Harzfraktion sind die Boswellinsäuren.

Struktur der Boswellinsäuren

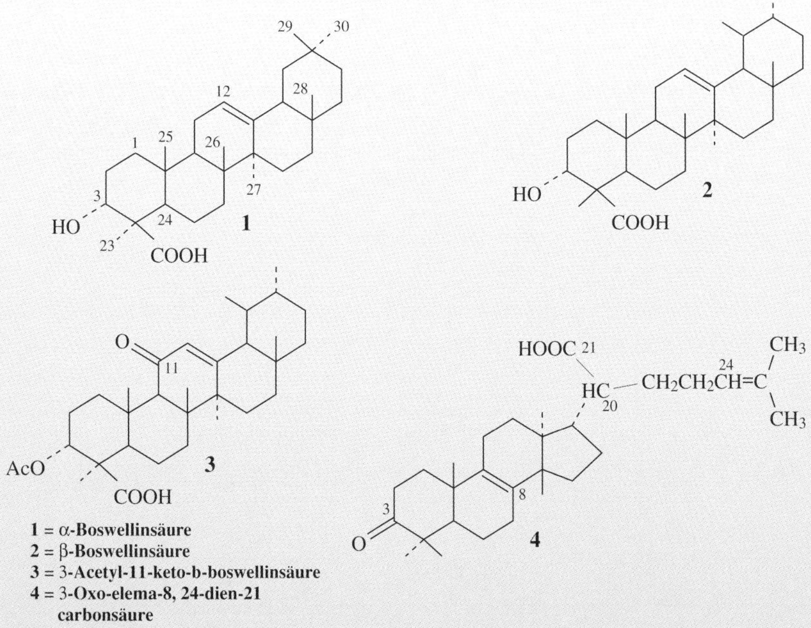

1 = α-Boswellinsäure
2 = β-Boswellinsäure
3 = 3-Acetyl-11-keto-b-boswellinsäure
4 = 3-Oxo-elema-8, 24-dien-21 carbonsäure

Warum die Boswellinsäuren als isolierte Wirksubstanzen, aber auch alkoholische Auszüge des Indischen Weihrauçhs für die Forschung und Therapie entzündlicher Erkrankungen so interessant sind, ergibt sich aus der rechts stehenden Abbildung. Während Cortison den Syntheseschritt von Phospholipiden zur Arachidonsäure durch Hemmung der Phospholipase A_2 bewirkt und NSAR die Prostaglandinsynthese durch Hemmung der Cyclooxygenase blockiert, gibt es bis heute kein allopathisches Präparat zur selektiven Hemmung der Lipoxygenase und damit des Leukotrienstoffwechsels.

Die Wirkungen der entzündungsfördernden Leukotriene B_4, C_4, D_4, E_4 sind:

▷ Chemotaxis von Granulozyten, Makrophagen und Lymphozyten
▷ Leukozyten-Aggregation
▷ Freisetzung hydrolytischer Enzyme aus polymorphkernigen Lymphozyten und Makrophagen
▷ Stimulation der Phagozytose
▷ Erhöhung der Gefäßpermeabilität

Entzündungsstoffwechsel: Mediatorsubstanzen

▷ Prostaglandine
▷ Leukotriene
▷ Histamin
▷ Kinine
▷ Serotonin
▷ Komplementsystem

Prof. Wagner et al. fanden eine ausgezeichnete Wirkung von Boswellinsäuren als Komplementsystem-Inhibitor.

Somit wirkt Olibanum (der europäische Name für den Indischen Weihrauch) generell antientzündlich durch:

▷ selektive Hemmung der 5-Lipoxygenase
▷ Inhibierung des Komplementsystems

Biosynthese von Leukotrienen und Prostaglandinen aus Phospholipiden

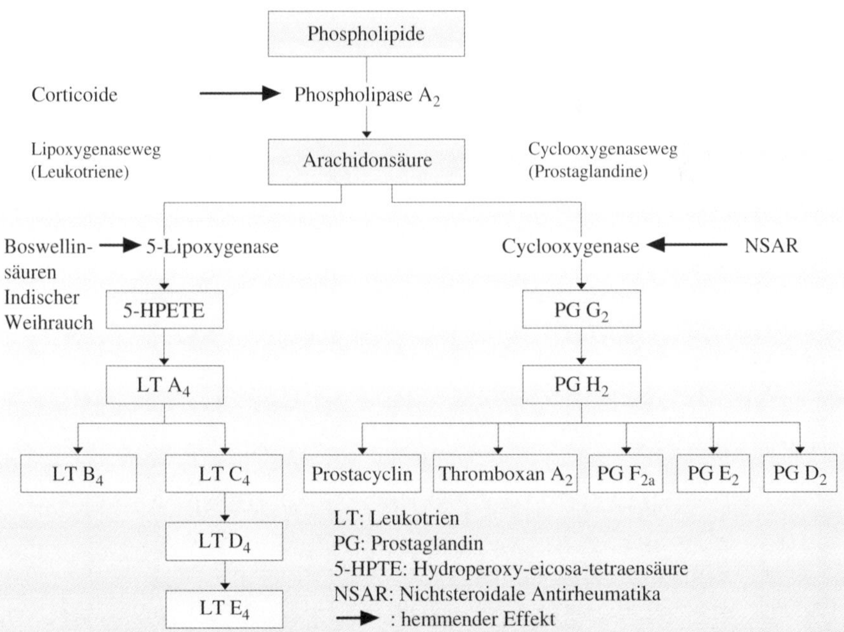

Besonders vorteilhaft ist das Fehlen ernsthafter Nebenwirkungen wie sie von NSAR und Cortison bekannt sind

Folgende Indikationen ergeben sich deshalb aus der Kenntnis der Pathophysiologie des Entzündungs-Stoffwechsels:

▷ Rheumatoide Arthritis	▷ Psoriasis
▷ Morbus Crohn	▷ Bronchialasthma
▷ Colitis ulcerosa	▷ Allergische Reaktionen

Olibanum RA-Tropfen® (Zilly)

Lieferbar: Als OP mit 50 ml Urtinktur

Inhaltsangabe pro 10 ml: Olibanum Ø (HAB 1, V 4a) 10,0 ml

Dosierung:

Bei akuten Zuständen werden alle halbe bis ganze Stunde, höchstens 12 x /d, je 5-10 Tropfen in wenig Flüssigkeit eingenommen. Bei chronischen Verlaufsformen werden 1-3 x /d 5-10 Tropfen in wenig Flüssigkeit eingenommen.

Beachte: Dieses Präparat testet mit AK deutlich besser als das vielbeworbene „H15®". Es sollte grundsätzlich bei allen chronisch-entzündlichen Erkrankungen getestet werden, insbesondere, wenn die klassische NSAR-Schiene nicht funktioniert bzw. im AK-Test eine Negativreaktion auf NSAR (Schwäche oder Hypertonus) gefunden wird.

Enzympräparate

Die wichtigsten Enzympräparate in der naturheilkundlichen Praxis sind das aus Ananas gewonnene Bromelain sowie das in der Regel aus Schweinepankreas gewonnene Pankreatin, das Amylasen, Lipasen und Proteasen enthält.

Bromelain

Bromelain ist ein proteolytisches Enzym mit einem weiten pH-Spektrum, das aus dem Stiel der Ananaspflanze gewonnen wird. Es entfaltet seine Wirkung sowohl im niederen pH-Bereich des Magens als auch im Hohen des Dünndarms. Wird es zu den Mahlzeiten genommen, wirkt es verdauungsfördernd, bei Einnahme zwischen den Mahlzeiten wird es gut absorbiert und ist systemisch wirksam. Bromelain hat eine Reihe von pharmakologischen Eigenschaften: es wirkt entzündungshemmend, antibiotisch, fördert die Wirkung verschiedener Antibiotika, induziert die Relaxation glatter Muskulatur, reduziert die Thrombozytenaggregation, hilft bei Sinusitis durch Verdünnung des Sekrets und verbessert die Wundheilung, insbesondere bei Brandwunden.

Anwendungsmöglichkeiten:

- ▶ Arthritis
- ▶ Bronchitis
- ▶ Bursitis
- ▶ Dysmenorrhoe
- ▶ Entzündungen nach chirurgischen Eingriffen
- ▶ Gicht
- ▶ Infektionen der oberen Atemwege
- ▶ Kardiovaskuläre Krankheiten
- ▶ Proteolytisches Verdauungsenzym
- ▶ Sinusitis
- ▶ Sportverletzungen
- ▶ Tendinitis
- ▶ Thrombophlebitis

Kontraindikationen:

Überempfindlichkeit gegen Ananas

Bromelain 2000® (PE)

Lieferbar: Als OP mit 60 oder 180 Kapseln

Inhaltsangabe pro Kapsel: 250 mg Bromelain mit 2000 mcu/Gramm

Dosierung:
Normal: Als Entzündungshemmer 4-8 Kapseln täglich, zwischen den Mahlzeiten. Zur Verdauungsförderung 1 Kapsel zu jeder Mahlzeit.
Maximal: Als Entzündungshemmer 12 Kapseln täglich, zwischen den Mahlzeiten. Zur Verdauungsförderung bis zu 2 Kapseln zu jeder Mahlzeit.

Pancreatic Enzyme Formula® (PE)

Dieses Präparat enthält die in Pankreatin enthaltenen Enzyme in hochkonzentrierter Form. Im Gegensatz zu anderen Präparaten enthält es Pankreatinextrakt, der nicht verschnitten oder verdünnt bzw. standardisiert wurde, sondern in voller Stärke vorliegt und so optimale Wirkung garantiert.

Üblicherweise werden <u>alle</u> Enzympräparate mit Laktose standardisiert und mit einer Vielzahl weiterer Füll-, Binde- und Färbemittel versetzt.

Pancreatic Enzyme Formula® enthält keine Laktose oder andere Füllsubstanzen und ist somit auch bei Laktoseintoleranz und anderen Allergien ein meist verträgliches und äußerst wirkungsvolles Präparat zur Unterstützung der Verdauungsfunktion bei Mangel an Lipase, Amylase und/oder Protease.

Anwendungsmöglichkeiten:
- ▶ Chronische Pankreatitis
- ▶ Enzymsubstitution bei Patienten mit Pankreasschwäche
- ▶ Mukoviszidose
- ▶ Nach Pankreasresektionen
- ▶ Obstruktive Erkrankungen (Pankreaskarzinom u.a.)
- ▶ Steatorrhoe bei Malabsorptionssyndrom, auch nach chirurgischen Eingriffen

Kontraindikationen:
Hypersensibilität gegen Schweineprotein oder -enzyme. Akute Pankreatitis. Akute Schübe der chronischen Pankreatitis.

Lieferbar: Als OP mit 60 oder 180 Kapseln

Inhaltsangabe pro Kapsel: 500 mg reines Pankreatin (laktosefrei) entsprechend Lipase: 17.500 usp, Protease: 110.000 usp, Amylase:120.000 usp

Dosierung:
Normal: 1-2 Kapseln mit jeder Mahlzeit inkl. großer Zwischenmahlzeiten.
Bei hochgradiger Pankreasinsuffizienz oder Mukoviszidose: 2-4 Kapseln mit jeder Mahlzeit inkl. großer Zwischenmahlzeiten.

Multizyme® (Thorne)

Dieses Präparat ist eine rein pflanzliche – aus Pilzen gewonnene – Alternative zu den verschiedenen Pankreasextrakt-Präparaten, die ja letztlich alle aus Schweinen oder Rindern gewonnen werden. Es enthält die Enzyme Amylase, Cellulase, Lactase, Lipase und Protease in hoher Dosierung und ohne Lactose.

Lieferbar: Als OP mit 45 und 90 Kapseln

Inhaltsangabe pro Kapsel:	Amylase	19 000 SKB Einheiten
	Protease	47 000 HUT Einheiten
	Lipase	9 000 Lipase Einheiten
	Cellulase	185 GD Einheiten
	Lactase	1 400 FCC Einheiten

Dosierung:
3 x 1 Kapsel/d zu den Mahlzeiten

Beachte: Bei funktionellen Verdauungsstörungen bringt oft eine Stimulation mit Homöopathie oder Phytotherapie mehr (z.B. Pascopankreat®). Wichtig kann auch sinnvolle Diätberatung sein: Trennkost; Nahrungsmittelallergien; Candida!!
OM: Zink, Selen, Basen!!

AK-Testmuskel: Latissimus dorsi

Herz, Kreislauf, Energie

Coenzyme Q_{10} – (CoQ_{10})

Der essentielle Nährstoff Coenzym Q_{10} ist eine unerläßliche Komponente zellulärer Energieproduktion und Atmung. Einen Mangel an CoQ_{10} fand man bei älteren Menschen, Krankheiten der Herzkranzgefäße, Immunsuppression und Parodontose. Orale Zufuhr von CoQ_{10} führte zu einer Rückbildung der Symptome, zum Ansteigen des Energiepegels und sogar zu Lebensverlängerung.

Anwendungsmöglichkeiten:
- ▶ Angina Pectoris
- ▶ Congestive Herzinsuffizienz
- ▶ Gingivitis und Periodontalerkrankungen
- ▶ Hypertonie
- ▶ Ischämische Herzerkrankungen

Nebenwirkungen:
Sowohl Tier- als auch Menschenversuche haben bewiesen, daß auch eine Langzeittherapie, selbst in hoher Dosierung sicher ist. Aufgetretene Nebenwirkungen (Juckreiz in einer der Studien, leichte Übelkeit in einer anderen) zeigten einen milden Verlauf.

CoQ_{10}® (PE)

Lieferbar: Als OP mit 60, 120 oder 250 Kapseln
Inhaltsangabe pro Kapsel: 30 mg Coenzym Q_{10}, MCC
Dosierung:
30 bis 120 mg/d (1-4 Kaps/d) zwischen den Mahlzeiten

Grundlagen und Studien zu Coenzym Q_{10}
CoQ_{10} ist ein fettlösliches Quinon, das sich im Mitochondrium der Zellen des Mammagewebes findet. (Die Zahl „10“ bezieht sich auf die Anzahl von Isoprenoid-Einheiten in der Seitenkette.) Es spielt ein entscheidende Rolle in der zellulären Energieproduktion durch seine Synthese des Adenosintriphosphats (ATP). ATP bringt chemische Energie, die durch die Oxidation von Molekülen freigesetzt wird, zu anderen zellulären Reaktionen, die von seiner chemischen Energie abhängig sind. Diese Prozesse beinhalten mechanische, elektrische und Transport-Vorgänge, aber auch Biosynthese – jene Prozesse also, die die verschiedenartigen Lebensprozesse unterstützen. Karl Folkers, der Leiter des Teams, das zuerst die Struktur von CoQ_{10} aufklärte, beschreibt seine pathologische Rolle wie folgt: „... die unerläßliche Rolle, die es in bioenergetischen Vorgängen spielt, die die verschiedenartigen Lebensfunktionen

unterstützen, macht deutlich, daß ein CoQ_{10} – Mangel mit vielen und sehr verschiedenartigen Krankheitszuständen assoziiert werden kann."(1)

Krankheitszustände in Verbindung mit CoQ_{10}-Mangel

Die am besten bekannte Auswirkung von CoQ_{10}-Mangel ist die Koronare Herzerkrankung (KHK). Patienten mit verschiedenen Herzstörungen weisen ständig einen Mangel an CoQ_{10} im Blut auf. Wenn möglich, kann durch eine Biopsie in der Regel ein Mangel im Myocard nachgewiesen werden.(2)
Bliznakov unterscheidet drei Gruppen von Herzkrankheiten, die möglicherweise eine Behandlung mit CoQ_{10} rechtfertigen. Es handelt sich dabei um die congestive Herzinsuffizienz, ischämische myocardiale Störungen und Angina Pectoris.(3)

Zwei herausragende Studien weckten internationales Interesse im Zusammenhang mit der Wirksamkeit von CoQ_{10} bei Herzversagen.
Hashiba et al. führten eine Doppelblindstudie in 12 Krankenhäusern durch mit Patienten, die an Herzversagen litten. Die Schwere der Störungen der Herzfunktion der Patienten wurde durch die Klassifizierung I-IV der „New York Heart Association" bestimmt.
100 Patienten erhielten tägl. oral 30 mg CoQ_{10} zwischen zwei und vier Wochen lang, 97 Patienten erhielten Placebos.(4) Der Zustand der Patienten wurde nach klinischen Symptomen, Laborwerten, körperlicher Untersuchung und EKG bewertet. Die Patienten der Gruppe II zeigten eine Besserung. Das Befinden der Gruppen I und II zusammengenommen zeigte ebenfalls eine Besserung. Auch Angina Pectoris- und Hepatomegalie-Patienten zeigten ein besseres Befinden.(5)
Eine zweite Doppelblind-Studie, die gleichzeitig mit der Hashiba-Studie von Iwabuchi et al. durchgeführt wurde, verglich in einer Gruppe von 32 Patienten (Kl. I, II und III) mit congestiver Herzinsuffizienz die Wirkung von CoQ_{10} gegenüber Placebo. 16 Patienten erhielten zwei Wochen lang täglich 30 mg CoQ_{10} oral. Die Verum-Gruppe war der Placebo-Gruppe nach dem Aufzeichnen der objektiven und subjektiven Kriterien im Befinden überlegen.(5)

Iwabuchi et al. berichteten in einer anderen Studie ebenfalls von Besserungen im Befinden der Patienten als Folge einer Therapie mit CoQ_{10}. Es handelte sich dabei um Patienten, die an verschiedenen Herzkrankheiten mit begleitender congestiver Herzinsuffizienz litten. Bei 10 von 13 Patienten besserte sich das Befinden innerhalb von 1-2 Wochen nach Beginn der Therapie mit täglich 30 mg CoQ_{10} oral. Bemerkenswerterweise stellte keiner der Patienten Nebenwirkungen fest, nicht einmal nach einer Dosis von tägl. 30 mg CoQ_{10} über einen Zeitraum von 12 Wochen.(6)

Mortensen et al. beobachteten, daß sich bei acht von 12 Patienten mit congestiver Herzinsuffizienz, die auf Diuretica oder Digitalis nicht angesprochen hatten und die 100 mg/d CoQ_{10} oral 30 Tage lang einnahmen, eine Besserung bei subjektiven Symptomen wie Atemnot und Schwächezuständen eingestellt hatte. Außerdem zeigte sich eine deutliche Reduktion der Größe des linken Vorhofs (nach Echokardiographie) bei jenen Patienten, die auf CoQ_{10} angesprochen hatten.(7)

In zwei voneinander getrennt durchgeführten Doppelblind-Überkreuzstudien behandelten Langsjoen et al. Patienten, die an congestiver Herzinsuffizienz der Klassen III-IV litten, 12 Wochen lang mit oral 100 mg CoQ_{10} täglich. In beiden Versuchsreihen belegten die Forscher durch nicht invasive Methoden einen Anstieg an „mean ejection fraction" und „mean stroke volume" während der CoQ_{10}-Behandlung im Vergleich mit der Placebotherapie.(8,9) CoQ_{10} sollte bei Herzversagen als Dauertherapie verabreicht werden. Mortensen et al. berichteten, daß die Mehrzahl der Patienten nach dem Weglassen von CoQ_{10} Rückfälle erlitten, aber die meisten fähig waren, sich wieder zu erholen, nachdem die Behandlung mit CoQ_{10} wieder aufgenommen wurde.(10)

Kardiomyopathie

Die Kardiologen Per und Peter Langsjoen führten zusammen mit Karl Folkers 2 Studien durch, bei denen CoQ_{10} zur Behandlung der Kardiomyopathie eingesetzt wurde. Eine kurzzeitige Doppelblind-Überkreuzstudie mit 19 Kardiomyopathie-Patienten (Klasse II, III und IV) wurde 1982 beendet. CoQ_{10}-Mangel wurde durch eine orale Ergänzungstherapie ausgeglichen, die bedeutende Besserungen von myokardialer Funktion und klinischem Status erbrachte.(11)

Ein Langzeitversuch (sechs Jahre) wurde von dem Team bei 126 überwiegend älteren Patienten mit chronischer dilatativer Kardiomyopathie (Klasse II, III und IV) durchgeführt. Die Patienten erhielten oral 100 mg CoQ_{10} täglich. Nach drei Monaten waren die CoQ_{10}-Blutwerte gegenüber der Kontrollgruppe normal. Bei 87% der Patienten besserte sich das Befinden innerhalb von sechs Monaten. Mit Ausnahme von zwei Beschwerden über Juckreiz wurden bei 6-jährigem täglichen Gebrauch keine Nebenwirkungen beobachtet.(11)

In einer weiteren randomisierten Doppelblind-Überkreuzstudie berichteten Poggesi et al. über die günstige Wirkung des CoQ_{10} für die linksventrikuläre Funktion bei Patienten mit dilatativer Kardiomyopathie (Klasse II oder III)! 20 Patienten erhielten 30 Tage lang entweder tägl. 100 mg CoQ_{10} oral oder Placebos.(12)

Die Autoren stellen fest: „CoQ_{10} zeigte, verglichen mit Placebos, eine deutliche Wirkung. Die meisten Kontraktilitätsparameter besserten sich nach der Einnahme von CoQ_{10}." Die Hypothese der Autoren lautet, daß die Wirkung von CoQ_{10} auf eine bessere Energieversorgung des Herzmuskels zurückzuführen ist.

Ischämie

Kato et al. bieten eine interessante These an, die die Heilwirkung von CoQ_{10} bei Patienten mit ischämischen Herzerkrankungen erklärt. Ihrer Studie zufolge setzt CoQ_{10} die Viskosität des Blutes herab, ohne dabei die Hämatokrit- und Fibrinogenspiegel zu beeinflussen. Nach Meinung der Autoren verbessert und stabilisiert CoQ_{10} die Membranfunktion, wodurch die Erythrozytenaggregation gemindert wird.(13) Eine bemerkenswerte Anzahl von Patienten macht die Erfahrung, daß nach Herzklappenersatz das Schlagvolumen niedriger ist. Dieser Zustand gilt als Hauptursache für postoperative Todesfälle.

Tanaka et al. fanden heraus, daß 30-60 mg CoQ_{10}, oral sechs Tage lang vor der Operation gegeben, ein deutlich geringeres Auftreten des erniedrigten Schlagvolumens während der Rekonvaleszenz bewirkt, als bei der Kontrollgruppe, die kein CoQ_{10} erhalten hatte. Die Autoren der Studie weisen darauf hin, daß dieses Ergebnis andeutet, daß eine präoperative Gabe von CoQ_{10} die Toleranz des menschlichen Herzens gegenüber Ischämie während des „aortic cross-clamping" erhöht.(14)
Nach Greenberg und Frishman erscheint es vom klinischen Standpunkt her möglich, daß CoQ_{10} bei verschiedenen kardialen Problemen „Ischämie-modifizierend" wirkt, wie z.B. bei instabiler Angina, akutem Myocardinfarkt, nach mechanischer oder fibrinolytischer Thrombolyse und während chirurgischen Eingriffen wie z.B. Klappenersatz, By-Pass-Operationen und sogar bei Herztransplantationen.(15)

Angina Pectoris
Verschiedene Studien zeigen, daß die orale Verabreichung von CoQ_{10} die Belastbarkeit von Patienten mit chronisch stabiler Angina pectoris verbessert.
Kamikawa et al. führten eine Doppelblind-Überkreuzstudie durch, bei der die orale Verabreichung von CoQ_{10} 150 mg/d, im Vergleich zu Placebos bei 12 Patienten untersucht wurde. Die Belastungszeit war in der CoQ_{10} Gruppe deutlich verlängert.(16)
Schard et al. beobachteten bei 15 Patienten, daß die orale Verabreichung von CoQ_{10} (600 mg/tägl.) im Vergleich mit Placebo eine bedeutsame Reduktion der kumulativen belastungsinduzierten ST-Streckensenkung herbeiführte. Die Behandlung erreichte ähnliche Resultate wie bei Patienten, die mit einer Kombination von Pindolol (7,5 mg) und Isosorbid-Dinitrat (30 mg) täglich behandelt worden waren.(17)

Immunsystem und Alter
Nach Bliznakov gibt es einen gesicherten Zusammenhang zwischen dem Immunsystem und der Art, wie gut eine Person altert. In ausgedehnten experimentiellen Versuchen stellt er eine Wechselwirkung zwischen der Rolle des CoQ_{10} für das Immunsystem und Alterungsprozessen her.
In getrennten Versuchsreihen mit Ratten und Mäusen bestimmte Bliznakov, daß Injektionen mit CoQ_{10} jeweils ein Ansteigen der Phagozytoserate und der Antikörperspiegel verursachten.(18, 19)
Eine andere Studie mit Mäusen zeigte die Fähigkeit von CoQ_{10}, die Anzahl und Größe von chemisch induzierten Tumoren zu reduzieren. Eine vierte Studie, durchgeführt von Karl Folkers, demonstrierte, daß mit Viren infizierte Mäuse einen Mangel an CoQ_{10} aufwiesen.(20)

Am bemerkenswertesten ist jedoch Bliznakovs Studie mit „alten Mäusen“. In dieser Versuchsreihe wurden 100 Mäuse im Alter von 16-18 Monaten (ein für Mäuse hohes Alter: alle Mäuse hatten ihre Thymusdrüse verloren, zeigten einen dramatischen CoQ_{10}-Mangel und hatten die Fähigkeit verloren, Antikörper zu produzieren) in zwei Gruppen zu je 50 aufgeteilt. Eine Gruppe diente als Kontrollgruppe, die andere erhielt wöchentliche Injektionen von CoQ_{10}. Die behandelten Mäuse waren bald von der Kontrollgruppe durch ihre kräftigen Bewegungen, ihre Aktivität, ihr glänzendes Fell und ihre klaren Augen zu unterscheiden. Alle Mäuse der Kontrollgruppe starben in der 36. Woche des Experiments. Nahezu 40% der behandelten Mäuse lebten weiter und waren aktiv. Insgesamt gesehen, lebten die behandelten Mäuse durchschnittlich 1,56 mal länger als die Mäuse der Kontrollgruppe. Außerdem wurde ihre Lebensqualität von den Forschern als hervorragend bezeichnet.(20)

Bliznakov äußert sich über die Tragweite der Studie für Menschen wie folgt: „...diese Ergebnisse könnten so interpretiert werden, daß jeder das Potential habe, durchschnittlich 100 anstatt nur um die 70 Jahre zu erreichen und einige Personen 130 und sogar 150 Jahre alt werden könnten.“(3)

Periodontalerkrankungen

CoQ_{10}-Mangel spielt eine Rolle bei einer der häufigsten degenerativen Erkrankungen, unter denen Amerikaner zu leiden haben – der Gingivitis. Dr. Edward Wilkinson steht mit seinen Forschungen über CoQ_{10} als Therapie für Periodontal-Erkrankungen an der Spitze. Er und sein Team bestätigten, daß erkranktes Zahnfleisch einen Mangel an CoQ_{10} aufweist. Außerdem entdeckten sie, daß Gewebeproben desselben Patienten im erkrankten Gewebe zuwenig CoQ_{10} enthielten, während gesundes Gewebe diesen Nährstoffmangel nicht aufwies.(3)

In einem Versuch mit acht Patienten, die tägl. 50 mg CoQ_{10} erhielten, zeigte sich eine deutliche klinische Besserung bereits sieben Tage nach Beginn der Therapie durch Messung der Taschentiefe und Überprüfung des periodontalen Gesundheitszustandes. Nach der Biopsie war der Heilungsprozess derart ausgezeichnet, daß die Biopsiestellen kaum mehr zu lokalisieren waren.(21)

Wilkinson glaubt, daß Personen, die an periodontalen Erkrankungen leiden, von einer CoQ_{10}-Behandlung als Ergänzung zur üblichen Therapie profitieren könnten.(21)

1. *Folkers, K, „Basic Chemical Research on Coenzyme Q10 and Integrated Clinical Research on Theapy of Diseases.“ Coenzyme Q, Ch. XXII, G. Lenaz, Ed. John Wiley & Sons, Ltd., 1985.*

2. *Folkers, K, et al., „Evidence for a deficiency of coenzyme Q in human heart disease.“ Int J Vitamin and Nut Research 40:380-90, 1970.*

3. *Bliznakov, E, Hunt, G, „The Miracle Nutrient Coenzyme Q10.“ New York: Bantam Books, 1987.*

4. *Hashiba, K, et al., Shinzo 4:12:1579-89, 1972.*

5. *Iwabuchi, T, et al., Rinsho To Kenkyu 49:9:2604-08, 1972.*

6. *Iwabuchi, T, et al., Rinsho To Kenkyu 48:2:485-9, 1971.*

7. Mortensen, SA, et al., „Long term coenzyme Q_{10} therapy: a major advance in the management of resistant myocardial failure." Drug Exp Clin Res 8:581, 1985.

8. Langsjoen, PH, Vadhanavikit, S, Folkers, K, „Effective treatment with coenzyme Q_{10} of patients with chronic myocardial disease." Drug Exp Clin Res 8:577, 1985.

9. Langsjoen, PH, Vadhanavikit, S, Folkers, K, „Response of patients in classes III and IV of cardio-myopathy to therapy in a blind and crossover trial with coenzyme Q_{10}." Proc Natl Acad Sci USA 82:4240, 1985.

10. Mortensen, SA, et al., „CoQ_{10} in Chronic Heart Failure." In: Biomedical and Clinical Aspects of Coenzyme Q." Vol. 5, K. Folkers, Y. Yamamura, Eds. Amsterdam: Elsevier/North Holland, pp. 160-2, 1986.

11. Langsjoen, P, Langsjoen, P, Folkers, K, „Long-term Efficacy and Safety of Coenzyme Q_{10} Therapy for Idiopathic Dilated Cardiomyopathy." Am J Cardiology 65:521-3, 1990.

12. Poggesi, L, et al., „Effect of Coenzyme Q_{10} on Left Ventricular Function in Patients with Dilative Cardiomyopathy." Current Therapuetic Research 49:5:878-86, 1991.

13. Kato, Y, et al., „Reduction in blood viscosity by treatment with coenzyme Q_{10} in patients with is chemic heart disease." Int J of Clin Pharm & Toxicology 28:3:123-6, 1990.

14. Tanaka, J, et al., „Coenzyme Q_{10}: The Prophylactic Effect on Low Cardiac Output Following Cardiac Valve Replacement." The Annals of Thoracic Surgery, H. Sloan, J. Steele, Eds, 33:2:145-51,1982.

15. Greenberg, S, Frishman, W, „Co-enzyme Q_{10}: A New Drug for Cardiovascular Disease." J Clin Pharmacol 30:596-608, 1990.

16. Kamikawa, T, et al., „Effects of coenzyme Q_{10} on exercise tolerance in chronic stable angina pectoris." Am J Cardiol 56:247, 1985.

17. Schardtf, F, et al., „Effect of coenzyme Q_{10} on ischemic-induced ST-segment depression: a double-blind, placebo-controlled, crossover study." In: Biomedical and Clinical Aspects of Coenzyme Q, Vol 5. K. Folkers, Y. Yamamura, Eds. Amsterdam: Elsevier Sci Publ BV, pp. 385-94, 1985.

18. Bliznakov, E, Casey, A, Premuzic, E, „Coenzymes Q: Stimulants of the Phagocytic Activity in Rats and Immune Response in Mice." Experentia 26:953-4, 1970.

19. Bliznakov, E, „Effect of Stimulation of the Host Defense System by Coenzyme Q_{10} in Debenzypyrene-Induced Tumors and Infection with Friend Leukemia Virus in Mice." Proc Nat Acad Sci USA 70:390-4, 1973.

20. Bliznakov, E, „Restoration of Impaired Immune Functions in Aged Mice by Coenzyme Q." Proceedings of the 4th International Congress of Immunology, Paris, France, July 21-26, 1980.

21. Wilkinson, E, Folkers, K, Hansen, I, Kishi, H, „Bioenergetics in Clinical Medicine. II. Adjunctive Treatment with Coenzyme Q in Periodontal Therapy." Research Communications in Chemical Pathology and Pharmacology 12:1:111-24, 1975.

CV Forte® (Kardiovaskuläres Kombinationspräparat)

Dies ist eine Breitspektrumkombination konzentrierter Kräuterextrakte mit Magnesium und Taurin, die unterstützend auf die Herzfunktionen wirkt und die Koronar- und Myokarddurchblutung stimuliert.

Anwendungsmöglichkeiten:

- ▶ Arrhythmie
- ▶ Herzinsuffizienz
- ▶ Hypertonus
- ▶ Kardiomyopathie
- ▶ Kardiovaskuläre Krankheiten
- ▶ Mitralklappenprolaps

Kontraindikationen:
Überempfindlichkeit gegen die angegebenen Inhaltsstoffe.

Lieferbar: Als OP mit 60 oder 120 Kapseln

Inhaltsangabe pro Kapsel:	Crataegus oxycantha Extrakt (standardisiert auf 2% Vitexin-4'-rhamnoside)	200 mg
	Zingiber officinale Extrakt (standardisiert auf 2% ätherisches Öl)	100 mg
	Leonurus cardiaca Extrakt (4:1)	200 mg
	Magnesium als Citrat	50 mg
	Taurin	100 mg
	Ascorbylpalmitat	19 mg

Dosierung:
Normal: 3 x 1/d zu den Mahlzeiten
Maximal: 3 x 2/d zu den Mahlzeiten

Ginkgo

Ginkgo biloba fördert die Sauerstoff- und Glukoseverwertung. Es hemmt die Thrombozytenaggregation und vernichtet freie Radikale. Es wirkt antioxidativ und gefäßerweiternd, verbessert die Gehirndurchblutung und die Impulsübertragung an Nerven.
Anwendungsmöglichkeiten:
- Altersbedingte Leiden wie Appetitlosigkeit, Depression, Schwäche, Claudicatio intermittens, Schwindel, Debilität, Makuladegeneration, Gleichgewichtsstörungen
- Angina
- Jegliche Art von vaskulärer Insuffizienz
- Kardiovasculäre Krankheiten
- Morbus Alzheimer
- Senilität
- Tinnitus

Kontraindikation:
Überempfindlichkeit gegen Ginkgo

Ginkgo 250® (PE)

Lieferbar: Als OP mit 60 und 120 Kapseln
Inhaltsangabe pro Kapsel: Ginkgo Biloba (concentrate 8:1) 250 mg
Dosierung:
Normal: 3 x 1/d zu den Mahlzeiten
Maximal: 3 x 2/d zu den Mahlzeiten

Homocystein

Erhöhte Homocysteinwerte sind mittlerweile eindeutig als eigenständiger Risikofaktor für Herz-/Kreislauferkrankungen anerkannt; ebenso aber die Tatsache, daß die Vitamine B_6, B_{12} und Folsäure erhöhte Homocysteinwerte senken können. Betain bzw. Trimethylglycin fördert die Resorption dieser Vitamine.

Homocysteine Factors® (PE)

Lieferbar: Als OP mit 60 oder 180 Kapseln

Inhaltsangabe – je zwei Kapseln:	P-5-P (aktiviertes B_6)	75 mg
	Folsäure	800 mcg
	Hydroxycobalamin (B_{12})	400 mcg
	Trimethylglycin	1000 mg

Dosierung:
1 x 1 bis 2 x 1 Kapsel, jeweils zur Mahlzeit

Rescue Remedy (Notfalltropfen)

Dieses Präparat sollte in keiner Arztpraxis und auch in keinem Haushalt fehlen. Es bietet einen billigen und in vielen Fällen sensationell erfolgreichen Therapieansatz bei akuten Zuständen und Problemen jeglicher Art; zudem ist es vollkommen nebenwirkungsfrei. Verwendet werden die Tropfen, aber auch die Notfallsalbe.
Bei positiver Reaktion kann es in beliebiger Häufigkeit gegeben werden; eine Überdosierung ist nicht möglich.
Rescue Tropfen sind wie die anderen Bach-Blüten in „stock bottles" erhältlich, aus denen dann durch weitere Verdünnung in Wasser, Weingeist oder Cognac bzw. Brandy die Mischung für den Patienten hergestellt wird.
Dosierung:
Normal: 4 x 4 Tropfen; bei Bedarf beliebig zu steigern.

Rescue-Salbe

Anwendung:
Zur lokalen Therapie von Verletzungen jeder Art, Narben, Störfeldern, Reflexpunkten.
AK: Eine positive Reaktion im AK-Test auf Rescue sollte immer an eine psychosomatische Belastung denken lassen; eine entsprechende Therapie mit Rescue kann sofort begonnen werden.
Weitere Informationen zu Rescue Remedy und der Bachblütentherapie generell:
Institut für Bach-Blütentherapie, Forschung und Lehre, Eppendorfer Landstr. 32, 20249 Hamburg.

Hormonelle Regulation

I. Riedweg, Aschner und AK – Stimulation und Deblockierung statt Hormontherapie

Die Behandlung von funktionellen Störungen der Hormonorgane ist eine Domäne der bio-logischen Medizin. Wahrscheinlich nirgendwo sonst wird die Wirksamkeit einer wirklich ganzheitlich ausgerichteten Untersuchungs- und Behandlungsstruktur so deutlich.
Drei große Lehrer zeigen den Weg: Bernhard Aschner, George Goodheart mit seiner AK und Franz Riedweg.

Aschner wies als Gynäkologe und Wiederentdecker der alten Naturheilverfahren in diesem Jahrhundert auf die Wichtigkeit der konstitutionellen Therapie und der ausleitenden Verfahren hin.

Goodheart und die AK haben über den Muskeltest die geniale Möglichkeit geschaffen, sowohl die strukturellen als auch die chemischen und geistigen Störfaktoren für die hormonelle Regulation zu identifizieren – und dann **bio-logisch** zu behandeln. Das wichtigste Lehrbuch der AK hierzu ist von Schmitt: „Common Glandular Dysfunctions in the General Practice". Aus Platzgründen kann hier nicht tiefer darauf eingegangen werden; die grundsätzliche Denkweise der AK zeigen jedoch die Abbildungen S. 19.

Riedweg schließlich weist auf den Denkfehler der „Schulmedizin" hin, die ununterbrochen gegen ihr eigenes Credo verstößt: zwar lernen wir im Studium, daß jede längerfristige externe Hormongabe die körpereigene Produktion via Rückkoppelung blockiert, doch wie sieht die tägliche Praxis bei der Therapie insbesondere gynäkologischer Krankheitsbilder aus?
Riedwegs Alternative ist die Stimulation der Regelkreise mit Kombinationen potenzierter Phytotherapeutika, zusammen mit der Gabe weniger orthomolekularer Präparate wie z.B. Essentiale forte® und natürlich dem Absetzen aller Hormonpräparate sowie aller nicht unbedingt notwendigen Allopathika.
Riedweg entwickelte ursprünglich die Präparate Phytohypophyson C®, Phytohypophyson L® und Phytocortal®, die weiterhin über die Fa. Steierl, Herrsching, zu beziehen sind. In den letzten Jahren verbesserte er die Wirksamkeit mit folgenden neuen Präparaten: Phytimmun®, Phytocrin C®, Phytocrin G®, Phytogon I+II® und Phytocort®.

Informationen: Dr. Franz Riedweg , Lerchenfeldstr. 9, 80538 München

Das Buch von Riedweg ist dringend zu empfehlen! Achtung: Die 2. Auflage ist ab Winter 1997 lieferbar und enthält Informationen über die neuen Präparate!

Von meinem österreichischen Freund und Kollegen Robert Schmidhofer stammen die nachfolgend in Tabellenform aufgeführten Anregungen zur funktionellen Therapie hormoneller Erkrankungen.

Einnahmeschema für die hormonelle Regulation

nach Dr. med. Robert Schmidhofer

Extrakte

Pineal plus®	morgens
ADR Formula® oder Adrenal®	mittags
Pituitary plus®	abends

je 1 Kapsel zum Essen an den Tagen 1, 2, 3, 5, 7, 9, 12, 15, 18, 21. Davon eventuell 2 Zyklen mit einer Woche Pause dazwischen.

ThymUvocal®	1-2 Amp./Woche i.m.
IMM Formula®	1 x 1 Kps./d über 2-3 Wochen, dann ausschleichen
BioGyn®	2 x 1 Kps./d, bei Osteoporose/Parodontose eventuell mit +CAL+® oder Oscap®

ADR Formula® bzw. Adrenal® bei starker Nebennierenschwäche eventuell höher dosieren!

Potenzierte Organpräparate ***(WALA)***	gemäß Testung 1-2 x/Woche je 1 Amp. s.c. dann 1 x/Woche, dann alle 14 Tage 1 x

Orthomolekular	A/E-Mulsin®	2x5 Tropfen / d
	Zinc 30®	0-1-2 oder
	Zinc 15®	0-1-2
	+ eventuell Kupfer, Eisen, P-5-P, Mangan, Vit B, usw.	

Alle Präparate werden nur nach Testung gegeben!

Testung zur hormonellen Regulation

Testmuskel	Organzuordnung
Piriformis, Glutaeus max. und med.	Gonaden
Sartorius, Gracilis	Nebenniere
Teres minor	Schilddrüse
Infraspinatus	Thymus
Latissimus dorsi	Pankreas
TL/Challenge	Hypophyse, Epiphyse, Hypothalamus Schilddrüse, Nebenniere, Thymus Pankreas, Ovarien/Hoden, Leber

	Supplement	Organpräparate potenziert	Homöopathie	Organextrakt/ Phytotherapeutika
Schilddrüse	Algasan® Jodine/Tyrosine® L-Tyrosine Röstrumal®	Thyreoidea D5 (*WALA*) Thyreoidea comp. D5 (*WALA*) Thyreoidea comp. (*Heel*)	Spongia D4/D30 Jodum D4/D30 Thyreo-loges®	Armour-Thyroid® Gland. thyreoidea
Epiphyse	P-5-P, Zink, Mn Phosphatidylcholin, Fe, Melatonin	Epiphysis D5 (*WALA*)	Tryptophan D4	Pineal Plus® (*Thorne*)
Hypophyse	Vit C, Vit E Riboflavin (B_2) Vitamin B_5	Hypophyse D5 (*WALA*)	Phyto-Hypophyson C/L® Phytocrin C/G®	Pituitary Plus® (*Thorne*)
Nebennieren	Vit C, B_5, B_3, Zn, Mn, Mg, Ca, K, Vit A/E/F	Glandula suprarен. D5 (WALA) G. suprarenalis comp. (*Weleda*)	Phytocortal® Ginseng comp.® (*Heel*) Phytocort®	Adrenal PE® ADR-Formula PE® ADR-Cortex® (*Thorne*)
Gonaden	Progesteron A/E-Mulsin® Vit F, E, C, B_3,B_5, B_6, β-Carotin, Folsäure, Zink	Ovarium D5 (*WALA*)	Klimaktoplant® Gynäcoheel® Hormeel® Mulimen® Phytogon I + II®	Biogyn® (*Thorne*) Agnumens® Agnukliman® Agnolyt®
Thymus	Zink, Kupfer	Thymus D5 (*WALA*)	Echinacea Engystol® Phytimmun®	IMM-Formula PE® Thym-Uvocal®
Pankreas	Vit F, C, B, A Zink, Chrom Selen, GTF (Glukosetoleranzfaktor)	Pancreas D5 (*WALA*)	Syzygium D6	Pankreasenzyme Syzygium-Mischung Succontral®

Gynäkologie

Von der Vielzahl an Homöopathika und Phytotherapeutika sind die wichtigsten in der Übersicht nach **Schmidhofer** erwähnt.

Als wichtigste orthomolekulare Faktoren insbesondere des weiblichen Hormonstoffwechsels denke man an Cholesterin (Ausgangspunkt der Hormonsynthese!) und ungesättigte Fettsäuren, Niacin, Vitamin E, Magnesium, Vitamin B_6, Selen und Zink; als wichtigste Störfaktoren an Amalgam (siehe die Studien von Frau Prof. Gerhardt!), strukturelle Probleme im Beckenbereich und den Darm (Candida, Obstipation!).
Ein Kombinationspräparat wirkt häufig verblüffend gut: **Bio Gyn® (Thorne)**

Bio Gyn® (Thorne)

Lieferbar: Als Op mit 60 Kapseln

Inhaltsangabe pro Kapsel:	Ovar	120 mg
	Hypophysenvorderlappen	10 mg
	Pyridoxal-5-Phosphat	15 mg
	Zink als Picolinat	5 mg
	Magnesium als Aspartat	25 mg
	Aletris farinosa	150 mg
	Vitex agnus castus-Extrakt	50 mg

Dosierung:
Normal: 2 x 1/d
Maximal: 3 x 1/d

In der europäischen Naturheilkunde sind viele seit Jahrhunderten bei Frauenkrankheiten bewährte Pflanzen bekannt; siehe hierzu Weiß!
Jacqueline Germain, N.D. aus USA, hat für die zwei häufigsten Probleme in der Gynäkologie, PMS und Menopause, zwei sehr effektive Kräutermischungen entwickelt.

PMS Formula® (PE)

Lieferbar: Als OP mit 60 und 120 Kapseln

Inhaltsangabe pro Kapsel:	Vitex agnus castus Extrakt (5:1)	100 mg
	Dioscorea – Yamswurzel Extrakt (10:1)	100 mg
	Dandelionwurzel – Löwenzahnwurzel Extrakt (4:1)	100 mg
	Bupleurumwurzel Extrakt (5:1)	100 mg
	Pyridoxal-5`-Phosphat (aktiviertes B_6)	50 mg
	Zingiber officinale – Ingwerwurzel Extrakt (10:1)	30 mg

Dosierung:
Beginn zum Eisprung oder einen Tag vorher, mit 2 x 1 Kapsel jeweils mit einem großen Glas Wasser zwischen den Mahlzeiten. Bei Bedarf erhöhen auf 2 x 2/d.
Stop der Einnahme mit Beginn der Blutung!
Bei kurzen Lutealphasen oder anderen Zeichen von Progesteronmangel: 1 x 1 Kapsel in der ersten Zyklushälfte, dann 2 x 1/d bzw. 2 x 2/d.

Menopause Formula® (PE)

Lieferbar: Als OP mit 60 und 120 Kapseln

Inhaltsangabe pro Kapsel:	Medicago sativa – Alfalfa Extrakt (10:1)	100 mg
	Rehmannia Extrakt (6:1)	100 mg
	Angelica sinensis – Angelikawurzel (Dong Quai) Extrakt (6:1)	100 mg
	Glycyrrhiza glabra – Süßholzwurzel Extrakt (standardisiert auf 12% Glycinhizinsäure)	100 mg
	Leonorus cardiaca – Echtes Herzgespann Extrakt (4:1)	50 mg
	Vitex agnus castus Extrakt (5:1)	50 mg
	Dioscorea – Yamswurzel Extrakt (10:1)	50 mg
	Cimicifuga racemosa Extrakt (5:1)	50 mg

Dosierung:
Normal 2 Kapseln abends, 1 Kapsel vormittags mit einem großen Glas Wasser. Bei Bedarf steigern auf 2 Kapseln vormittags.
Bei persistierenden Hitzewallungen: Versuch mit zusätzlich Vitamin E!
Kontraindikation:
Bei schwangeren und stillenden Frauen

Wer nicht testen kann, ist auf die üblichen Untersuchungsverfahren und „Trial and Error“ angewiesen; ein Versuch mit den angegebenen Präparaten lohnt sich immer!
Dringend zu beachten sind die Notwendigkeit der Entlastung (insbesondere Leber und Darm!), sowie die zusätzlichen Therapiemöglichkeiten der Manuellen Medizin und verschiedener Reflexverfahren inklusive Akupunktur!

Natürliches Progesteron

Hier möchte ich auf das Buch von Lee verweisen, das ich 1997 übersetzt habe.

Pro-Gest Creme® (Transitions for Health, Portland)

Lieferbar: Als OP mit 60 g in Tube oder Dose

Inhaltsstoffe:	Aloe vera Gel in destilliertem Wasser, d-alpha Tocopherol und gemischte Tocopherole, Cetylalkohol, Mandelöl, Octylpalmitat, Panthenole, Peg-8-Stearat, Glycerin, Progesteron, Polysorbat 60, Hyaluronsäure, Zitronenöl, Keratin, Carbomer 940, Grapefruitsamenextrakt	

Dosierung:
Normalerweise bei noch vorhandenem Zyklus zwischen 12.-26. Tag eine Dose aufbrauchen (= ca. 20 mg Progesteron/d), dann absetzen.
In der Menopause je nach Symptomatik 14-21 Tage anwenden wie oben, dann eine Woche Pause. Die tägliche Dosis kann je nach Fall erhöht oder reduziert werden, siehe hierzu bei Lee!

Utrogestan® (LABORATOIRES BESINS ISCOVESCO)

Lieferbar: Als OP mit 30 Kapseln zur oralen und vaginalen Applikation
Beachte zur Dosierung: Bei oraler Gabe fällt der Großteil des Wirkstoffes dem First-Pass-Metabolismus der Leber zum Opfer; bei vaginaler Gabe ist die Resorption wesentlich besser. Im Regelfall ist die vaginale Applikation abends am bequemsten. Im übrigen: siehe Beipackzettel!

Vaginalzäpfchen mit Progesteron

Inhaltsstoffe pro Supp.:	Progesteron	0,05
	Adeps sol. q. s.	
	M. f. ovula	
	d tal. dos. Nr. X	

Neben Pro Gest®, Utrogestan® und den als Apothekenrezeptur möglichen Progesteronzäpfchen bietet die Struwwelpeter Apotheke aus Frankfurt ein ganzes Sortiment von natürlichen Hormonen an, und zwar sowohl zur transdermalen wie auch oralen Applikation.
Hierbei werden die natürlichen Hormone (z.B. Progesteron) in mikronisierter Form, suspendiert in Öl mit langkettigen Fettsäuren, verwendet. Dadurch werden angeblich auch bei oraler Gabe innerhalb von 2 Stunden signifikante Serumspiegel erreicht, weil die Suspension in Öl vor der Zerstörung durch die Magensäure und dem Firstpass-Effekt der Leber schützt.

Beachte: Eigene Erfahrungen mit diesen Präparaten habe ich noch nicht, doch erscheint mir das Ganze sehr bio-logisch.
Interessenten wenden sich bitte direkt an die Struwwelpeter Apotheke (Herr Peter Cornelius, Tel. 069-28 55 48, Fax 28 23 03).
Über Erfahrungsberichte würde ich mich freuen!

II. Einzelne Organe und Therapiemöglichkeiten

Epiphyse

Die Epiphyse oder Zirbeldrüse regelt als übergeordnete Drüse den Tag/Nacht-Rhythmus und wahrscheinlich auch übergeordnete zeitliche Rhythmen. Ihre Funktion ist tageslichtabhängig, was sich z.B. bei dem Krankheitskomplex SAD (= Seasonal Affective Disorder) zeigt, dem Sammelbegriff für die depressive Verstimmung in Verbindung mit vegetativen Symptomen, die in den nördlicheren Ländern im Winter so häufig sind.

Aus **Serotonin** entsteht über mehrere Zwischenschritte das neurosekretorische Hormon **Melatonin**, dessen Spiegel über Nacht höher als tagsüber sind bzw. sein sollen. Der Serotonin-Melatonin-Stoffwechsel ist u.a. abhängig von Zink, Magnesium und Vitamin B_6.
Neben der zeitlichen Rhythmik steht Melatonin auch im Zusammenhang mit der Adenohypophyse und via diese wiederum mit der gesamten übrigen hormonellen Regulation.
Die Epiphyse enthält u.a. Magnetit, was darauf hinweist, daß sie auch mit dem Ortssinn zu tun hat.
Somit erklärt sich, daß das Regulationsverhalten der Epiphyse besonders anfällig ist für Störfaktoren wie künstliches Licht, Elektrosmog, Geopathie usw.

Anamnestisch deuten im Prinzip alle hormonellen Störungen, Schlafprobleme und jahreszeitlich wechselnden psychovegetativen Symptome darauf hin, entweder die Epiphyse mit AK (oder EAV) zu untersuchen oder einfach einen Therapieversuch mit einem der genannten Präparate zu unternehmen.

Neben homöopathischen Präparaten (WALA!) stehen v.a. zwei elegante Präparate zur Verfügung: **Pineal plus® (Thorne) und Melatonine® (PE)**.

Melatonin® 0,5 mg (PE)

Lieferbar: Als OP mit 60 und 180 Kapseln
Inhaltsangabe: 0,5 mg reines Melatonin, MCC
Dosierung:
1 Kapsel 30-60 Minuten vor dem Einschlafen

Beachte: Es gibt auch ein Präparat mit 3 mg und viele Empfehlungen zu höherer Dosierung. Diese kann in Einzelfällen notwendig sein; angesichts der doch sehr kurzen Zeit seit Markteinführung des Melatonins empfehle ich aber, vorsichtig bzw. mit der geringst wirksamen Dosis vorzugehen!

Pineal plus® (Thorne)

Lieferbar: Als OP mit 60 Kapseln

Inhaltsangabe pro Kapsel:	Corp. pinealis	8 mg
	Eisen (II) als Picolinat	15 mg
	Mangan als Picolinat	15 mg
	Pyridoxal-5-Phosphat	10 mg

Dosierung:
Normal: 2 x 1/d
Maximal: 3 x 1/d

5-Hydroxytryptophan® (PE)

Diese Mediatorsubstanz wird im Körper in Serotonin umgewandelt und kann somit ähnlich wirken wie Tryptophan: milde schlaffördernd und antidepressiv.
Beachte: Niemand hat große Erfahrung mit dieser Substanz, die aber als Screening-Substanz für Serotonin-Dysbalancen dienen kann.
Wer Erfahrung sammeln kann, möge sie uns bitte mitteilen!

Lieferbar: Als OP mit 60 und 180 Kapseln
Inhaltsangabe pro Kapsel: 5-Hydroxytryptophan 50 mg, MCC
Dosierung:
1 Kapsel vor dem Abendessen
Kontraindikation:
Schwangerschaft und Stillzeit

Hypophyse/Hypothalamus

Die Rolle der beiden Drüsen im einzelnen zu beschreiben hieße den Rahmen dieses Buches sprengen. Hervorheben möchte ich deshalb nur die wichtigsten Einflußfaktoren, die wir naturheilkundlich beeinflussen können, wobei man interessanterweise über den Angriffspunkt Hypophyse sehr elegant auch Einfluß auf den Hypothalamus nehmen kann:

- ▶ **Manuell: Wichtigkeit des Stomatognathen Systems (Lage der Hypophyse in der Sella turcica des Os sphenoidale); Craniale Osteopathie; Pituitary Drive-Technik der AK (Pituitary = engl. für Hypophyse!)**
- ▶ **Toxisch:** Die Hypophyse ist eines der Hauptschädigungsorgane des Quecksilbers!! Man beachte hierzu verschiedene Studien bei Zahnärzten!
- ▶ **Energetisch/Biochemisch:** Auf die Arbeiten von **Riedweg** und die von ihm entwickelten Präparate wurde bereits hingewiesen; zusätzlich stehen noch die homöopathischen WALA-Mittel zur Verfügung. Hierzu und zu einzelnen orthomolekularen

Faktoren siehe auch die Übersicht von **Schmidhofer**! Als Organpräparat steht zur Verfügung:

Pituitary plus® (Thorne)

Lieferbar: Als Op mit 60 Kapseln

Inhaltsangabe pro Kapsel:	Hypophyse tot.	80 mg
	Hypophysenvorderlappen	60 mg
	Hypothalamus	60 mg
	Ascorbinsäure	200 mg
	Vitamin E	50 I.E.

Dosierung:
Normal: 2 x 1/d
Maximal: 3 x 1/d

Nebennierenpräparate

An diese Präparate ist dringend zu denken bei funktioneller Nebennierenschwäche, einer Diagnose, die die Schulmedizin nicht kennt. Tatsächlich ist es aber so, daß wir in der Praxis viele Patienten mit dieser Problematik sehen (siehe Indikationen) und mit den nachgenannten Präparaten hervorragend helfen können.
Die Nebennierenhormone sind entscheidend an folgenden Körperfunktionen beteiligt: Blutzuckerregulation, Streßadaptation, Energie- und Ausdauerregulation, Immunsystem, Homöostase des Flüssigkeitshaushalts und viele wichtige physiologische Regelkreise.

Anwendungsmöglichkeiten:
- Allergien
- Angst/Stresszustände
- Chronische Müdigkeit
- Erschöpfungszustände
- Hormonelle Dysfunktion
- Hypoglykämie
- Immunsystemdysfunktionen
- Koffein- oder sonstiger Drogenentzug

Kontraindikationen:
Überempfindlichkeit gegen die angegebenen Inhaltsstoffe

Adrenal® (PE)
Dieses Präparat, das eine Mischung aus Extrakten von ganzer Nebenniere und Nebennierenrinde ist, kann zur Unterstützung der Nebennierenfunktion verwendet werden.

Lieferbar: Als OP mit 60 Kapseln
Inhaltsangabe pro Kapsel: 150 mg Nebennierenextrakt, 80 mg Nebennierenrindenextrakt

Dosierung:
Normal: 2-1-0/d, jeweils vor den Mahlzeiten
Maximal: 3 x 2/d, jeweils vor den Mahlzeiten

ADR Formula® (PE)

Bei diesem Produkt sind die Nebennierenextrakte kombiniert mit Pantothensäure und vor allem synergistischen Kräutersubstanzen.
Achtung: Vorsicht bei gleichzeitiger Einnahme von ACE-Hemmern und kaliumsparenden Diuretika!

Lieferbar: Als OP mit 60 oder 120 Kapseln

Inhaltsangabe pro Kapsel:	Panax Ginseng (standardisiert auf 8% Ginsenoside)	200 mg
	Sibirischer Ginsengextrakt (10:1)	100 mg
	Süßholzextrakt (standardisiert auf 12% Glycyrrhizinsäure)	100 mg
	Nebennierenextrakt (vom Rind)	150 mg
	Nebennierenrindenextrakt (vom Rind)	75 mg
	Calciumpantothenat (B_5)	100 mg

Dosierung:
Normal: 2-1-0/d jeweils vor oder zu den Mahlzeiten
Maximal: 3 x 2/d vor oder zu den Mahlzeiten

Beachte: Die Nebennieren sind neben dem Magen und der Thymusdrüse Hauptzielorgan für das Stress-Syndrom nach Selye. Sinnvollerweise wird man deswegen neben der medikamentösen Therapie auch im ganzheitlichen Sinn das Stressproblem anzugehen haben!

AK-Testmuskeln: Sartorius, Gracilis

Androstenedione® (PE)

Androstenedion ist ein Nebennieren-Androgen, welches auch in einigen Pflanzen vorkommt. Als Vorläufer von Testeron sollte es folgende Effekte haben:
- leicht anabole Wirkung mit Zuwachs an Muskel- und Knochenmasse
- Energiezuwachs

Beachte: Niemand hat Praxiserfahrung mit diesem Präparat, weshalb es nur bei sorgfältigster Indikationsstellung gegeben werden. Eventuell sehr gutes Screeningpräparat in Bezug auf männliche Hormonstörungen! Ich bitte um Erfahrungsaustausch.

Lieferbar: Als OP mit 60 und 180 Kapseln
Inhaltsangabe pro Kapsel: Androstenedione (99,1% rein) 25 mg
Dosierung:
1/d zur Mahlzeit

Kontraindikation:
Schwangere und stillende Frauen

Schilddrüse

Trotz der immer besseren serologischen und bildgebenden Untersuchungsverfahren ist insbesondere die Diagnose und Therapie der latenten Hypothyreose immer noch ein Gebiet, an das in der Praxis viel zuwenig gedacht wird.

Das klassische Buch hierzu ist „Hypothyroidism: The Unsuspected Illness" von Broda Barnes, M.D. Durch die von ihm empfohlene axilläre Temperaturmessung frühmorgens (Optimalbereich 36,4-36,8° Celcius) können viele subklinische Hypothyreosen, insbesondere bei Frauen, erfaßt werden und dann mit Hilfe der AK und einiger Bio-Therapeutika behandelt werden. Neben den üblichen Schilddrüsensymptomen sollte insbesondere bei folgenden Symptomen an eine Hypothyreose gedacht werden:
▷ Energiemangel
▷ Hyperlipidämie
▷ Hormonelle Dysfunktion jeglicher Art
▷ Störungen des Knochenstoffwechsels u.a.m.

Wir arbeiten meist mit folgenden Präparaten:

Algasan® (Bioforce)

Dies ist eine Meeresalge (Kelp) mit einem hohen Anteil an Jod, aber auch anderen pflanzlichen Mineralien. Sie ist im Regelfall besser verträglich und wirksamer als die üblichen reinen Jodmedikamente (Kaliumjodid).

Kontraindikationen:
Überfunktion der Schilddrüse

Lieferbar: Als OP mit 100 oder 360 Tabletten
Dosierung:
1-2 Tab. morgens, Erwachsene: 4 Tab./d, Kinder 2 Tab./d

Iodine & Tyrosine® (Thorne)

Dies ist ein Präparat, bei dem Jod kombiniert ist mit Tyrosin, der Aminosäure, die zusammen mit Jod das Molekül Thyroxin bildet: T3 = 3 Moleküle Tyrosin, T4 = 4 Moleküle Tyrosin!
Da Tyrosin gleichzeitig Bestandteil von Adrenalin und Noradrenalin ist, können funktionelle Mangelzustände auftreten.

Kontraindikationen:
Hyperthyreose und Unverträglichkeit der Inhaltsstoffe
Lieferbar: Als OP mit 60 Kapseln
Inhaltsangabe pro Kapsel: 225 µg Jod als Kaliumjodid und 500 mg l-Tyrosin
Dosierung:
2-3 x 1/d

RöStrumal NEU stand. (Röwo 221)® (Pharmakon)

Dies ist ein klassisches deutsches Präparat, an das bei funktionellen Schilddrüsenstörungen unbedingt zu denken ist.

Kontraindikationen:
Manifeste Hyperthyreose, latente Hyperthyreose
Lieferbar: Als OP mit 40 oder 100 Kapseln
Dosierung:
Jugendliche/Erwachsene: 2-4/d, Schwangerschaft/Stillzeit: 3-4/d
Rezidivprophylaxe nach OP euthyreoter Strumen: 2-4/d, Säuglinge/Kinder: 1-2/d

Aus USA gibt es das Präparat

Armour Thyroid® (Forest Pharmaceuticals)

Kontraindikationen:
NNR-Insuffizienz, Thyreotoxikose, Überempfindlichkeit gegenüber den Inhaltsstoffen

Lieferbar: Als OP mit 100 Tabletten
Inhaltsangabe pro Tablette (1 Grain): 38 mcg T4 und 9 mcg T3
Dosierung:
Startdosis: 1/2/d, erhöhen nach 2-3 Wochen auf 1-2/d
Kinder 1-5 Jahre: 3/4-1/d
Kinder 6-12 Jahre: 1-1,5/d

Homöopathische Schilddrüsenpräparate

Diese liefern öfter als für den Schulmediziner vorstellbar den Durchbruch bei funktionellen Schilddrüsenstörungen. Klassisch sind die Tiefpotenzen wie z.B. Spongia D4 und Jodum D6 zur milden Substitution geeignet; die höheren Potenzen Spongia und Jodum D30 bei Überfunktion. Weiterhin steht noch Glandula Thyreoidea von WALA zur Verfügung; hier dient die tiefe (D6) Potenz der Substitution, die hohe (D30) der Therapie der Überfunktion.

Beachte:
Eine Vielzahl weiterer Präparate zur funktionellen Therapie von Schilddrüsenstörungen sind auf dem Markt; aus Platzgründen kann hier nicht auf alle eingegangen werden.
Die sinnvolle Therapie funktioneller Schilddrüsenstörungen ist eine Domäne der AK und liefert gerade im Bereich der Schilddrüsenregulationsstörungen hervorragende Ergebnisse.

AK-Testmuskel: Teres Minor

Immuntherapeutika

Im Grunde genommen kann jede Maßnahme und jedes Medikament das Immunsystem des Patienten positiv beeinflussen, das bio-logisch korrigiert, entlastet oder auf sonstige Art und Weise die Kapazität der Adaptationssysteme erweitert.
Im engeren Sinne seien hier Präparate besprochen, die homöopathisch, phytotherapeutisch, orthomolekular oder als Organextrakt immunstimulierend oder besser immunmodulierend wirken können.

Nachfolgend sind die in meiner Praxis wichtigsten Präparate angegeben, mit Ausnahme der Nosoden, auf die aus Platzgründen hier nicht eingegangen werden kann. Nosoden stellen ein unverzichtbares Element der bio-logischen Praxis dar und es sei deshalb dringend das Studium der entsprechenden Informationen von Heel, Pascoe und Staufen Pharma empfohlen.
Ich selbst arbeite seit vielen Jahren mit sehr gutem Erfolg mit dem Testsatz und auch in der Therapie mit den Medikamenten der Fa. Pascoe, auf die hier deshalb nicht näher eingegangen werden sei. Vielmehr sei hier das Studium der hervorragenden Schriften bei Pascoe empfohlen!

Weitere bei mir in der Praxis verwendeten Immuntherapeutika sind:

Engystol® (Heel)

Engystol ist das klassische Präparat bei Virusinfektionen und bei positiver AK-Testung oder symptomatisch gutem Ansprechen fast diagnostisch beweisend.

Lieferbar: Als Ampullen zur Injektion oder als Trinkampulle

Inhaltsangabe pro 1,1 ml Injektionslösung:	Vincetoxicum D6
	Vincetoxicum D10
	Vincetoxicum D30 ana 6,6 µl
	Sulfur D4
	Sulfur D10 ana 3,3 µl

Dosierung:
Eine Ampulle täglich s.c., i.v. oder als Trinkampulle

Esberitox® (Schaper & Brümmer)

Esberitox ist ein klassisches deutsches Phytotherapeutikum zur Immunstimulation; es testet am besten in der Tropfenform.

Lieferbar: Als Tropfen, Ampullen, Zäpfchen und Tabletten

Inhaltsangabe pro 1 ml Lösung:	0,43 ml alk.-wäßr. Auszug (1:11) entspr.: Herba Thujae occid. 4mg, Rad. Echinaceae purpur. 15 mg, Rad. Baptisiae tinct. 20 mg, Auszugsmittel Ethanol 30% (V/V); Gesamtgehalt Glykoproteine/Polysaccharide 100 µg ± 80 µg Hilfsstoffe: Ethanol, Zuckercouleur (E 150)

Dosierung:
siehe Angaben des Herstellers

Cefasept® (Cefak)

Klassisches deutsches Immunstimulans
Lieferbar: Als Ampullen, Tabletten und Tropfen.

Inhaltsangabe pro1 ml Injektionslösung:	Echinacea Ø 75 g, Hamamelis virginiana Ø 12 g, Peumus boldus (Boldo) D3 5g, Carbo vegetabilis D8 5g, Argentum nitricum D10 3 g, Ethanol 61 Vol.%

Dosierung:
1-2 ml/d i.m., s.c., i.v.

IMM Formula® (PE)

Dies ist eine Mischung aus konzentrierten Kräuter- und Thymusextrakten, die die Behandlung von akuten oder chronischen bakteriellen, virus- oder pilzbedingten Infektionen unterstützt.

Anwendungsmöglichkeiten:
- Akute oder chronische bakterielle, virus- oder pilzbedingte Infektionen
- Immunschwäche
- Thymusdysfunktion

Kontraindikationen:
Überempfindlichkeit gegen die angegebenen Inhaltsstoffe.

Dosierung:
Normaldosis: 3 x 1/d, 30 Minuten vor oder zwischen den Mahlzeiten
Maximaldosis: 3 x 2/d, 30 Minuten vor oder zwischen den Mahlzeiten
Lieferbar: Als OP mit 60 Kapseln

Inhaltsangabe pro Kapsel:	Astragalus membrananaceus (Extrakt 8:1)	200 mg
	Echinacea angustifolia Extrakt (standardisiert auf 4% Echinacoside)	100 mg
	Thymus (vom Rind)	200 mg
	Ligustrum licidum Extrakt (5:1)	200 mg

Tonsilla compositum® (Heel)

Dies ist ein sehr häufig eingesetztes Mischpräparat aus Nosoden und verschiedenen Homöopathika. Die Indikationen ergeben sich aus dem Namen: Von der akuten Tonsillitis bis zum Mandelnarbenstörfeld!

Lieferbar: Als Ampullen zur Injektion bzw. als Trinkampulle
Inhaltsangabe pro
2,2 ml. Injektionslösung: Tonsilla suis D28, Ascorbinsäure D6, Glandula lymphatica suis D8, Medulla ossis suis D10, Funiculus umbilicalis suis D10, Splen suis D10, Hypothalamus suis D10, Hepar suis D10, Embryo suis D13, Cortex glandulae suprarenalis suis D13, Pyrogenium D198, Cortisonacetat D13, Pulsatilla D6, Acidum sarcolacticum D6, Echinacea angustifolia D4, Calcium phosphoricum D10, Aesculus D6, Tartarus stibiatus D6, Dulcamara D4, Levothyroxin D13, Coccus cacti D6, Ferrum phosphoricum D10, Gentiana lutea D6, Geranium robertianum D6, Mercurius solubilis Hahnemanni D13, Barium carbonicum D28, Conium D4, Galium aparine D6, Sulfur D8, Psorinum D28 jeweils 22µl.
Hilfsstoffe: Natriumchlorid, Wasser.

Dosierung:
1-3 x wöchentlich 1 Amp. i.c., s.c., i.m., i.v. oder oral

Beachte: Da jedes Immunsystem individuell ist, sollte auch die Immunstimulation für jeden Patienten entsprechend individuell sein.
Bioenergetische Testverfahren wie die AK sind hierzu optimal geeignet!

Leberpräparate

Bei jeder Art von Lebertherapie ist als erstes die Entlastung und Entgiftung zu beachten. Hierfür ist im Regelfall eine massive Ableitung über den Darm notwendig, je nach Fall mit Bittersalz, Glaubersalz, Einläufen, Colon-Hydrotherapie usw.
Des weiteren stehen eine Vielzahl pflanzlicher und homöopathischer Mittel seit vielen Jahren zur Verfügung; die bekanntesten Mittel bei uns sind z.B. Löwenzahn (Taraxacum), Mariendistel (Carduus marianus), Schöllkraut (Chelidonium).
Aus dem Bereich der orthomolekularen Therapie ist insbesondere an den Kupferstoffwechsel zu denken (siehe dort!); außerdem an Antioxidantien und insbesondere auch schwefelhaltige Aminosäuren (L-Methionin und Cystein; siehe dort).

Als pflanzliches Kombinationspräparat hat sich in meiner Praxis in vielen Fällen bewährt:

LVR Formula® (PE)

Dies ist eine Kombination konzentrierter Phytotherapeutika mit folgenden Wirkungen:
- ▶ Anregung des Gallenflusses
- ▶ Lipotrop
- ▶ Leberzellschutz
- ▶ Entgiftung xenobiotischer Substanzen

Anwendungsmöglichkeiten:
- ▶ Chemische Belastungen
- ▶ Cholecystitis
- ▶ Einnahme von Kontrazeptiva
- ▶ Hepatitis
- ▶ Hyperlipidämie
- ▶ Zirrhose

Lieferbar: Als OP mit 60 Kapseln

Inhaltsangabe pro Kapsel:	Silybum marianum Extrakt (standardisiert auf 80% Silymarin)	100 mg
	Cynara scolymus Extrakt (standardisiert auf 3% Cynarin)	150 mg
	Curcuma longa Extrakt (standardisiert auf 25% Curcumin)	150 mg
	Chelidonium majus Extrakt (4:1)	100 mg
	Berberis vulgaris Extrakt (6:1)	75 mg
	Ascorbylpalmitat	12 mg

Dosierung:
Normal: 2-3 x 1/d zu den Mahlzeiten
Maximal: 3 x 2/d zu den Mahlzeiten

Beachte: In der AK-Testung zeigt sich LVR bei manchen Patienten als hervorragend, während bei anderen Patienten die mit Leber und Galle assoziierten Muskeln besser auf Tinkturen oder Homöopathika ansprechen (Berberis, Carduus marianus, Chelidonium u.a.)!

AK-Testmuskeln: PMS, Popliteus

Lymphmittel

Bei den allermeisten Krankheitsprozessen ist es unerläßlich, die Ausscheidung von Toxinen und Schlacken über das lymphatische System anzukurbeln.
Bestehen spezifische Organschwächen an Leber/Galle, Blase/Niere, so wird man versuchen, diese Organe spezifisch mit geeigneten Präparaten zu unterstützen bzw. zu stimulieren. Auf die Förderung der Ausscheidung über die Haut und durch vertiefte Atmung an frischer Luft kann nicht ausreichend hingewiesen werden.
In der täglichen Praxis, insbesondere bei lymphatischen Strahlungen und bei der Schwermetallentgiftung, wird man jedoch auf jeden Fall auf ein Lymphmittel zurückgreifen.
Es gibt auf dem deutschen Markt die verschiedensten Präparate, die alle im Prinzip aus Phytotherapeutika und/oder Homöopathika mit spezifischer Wirkung auf die Ausscheidungsfunktionen zusammengesetzt sind. Ich komme in fast allen Fällen mit einem der folgenden Mittel aus:

Cefalymphat® (Cefak)

Lieferbar: Als Tropfen mit 50 ml

Inhaltsangabe pro 100 g: Calcium fluor. D8 10 g, Sulfur D8 10 g, Aethusa D4 10 g, Helianthus ann. D4 10 g, Calendula Ø 24 mg, Geranium rob. 1,2 g, Ruta Ø 4,8 g, (Arzneiträger: Vinum liquoros.). Enthält 33 Vol.-% Ethanol

Dosierung:

Erwachsene: 3 x 30 Tropfen/d, Kinder unter 5 Jahren: 5-10 Tropfen/d

Lieferbar: Als Ampullen

Inhaltsangabe pro 1 ml: Aethusa D4 0,1 g, Helianthus ann. D4 0,1 g, Calendula D2 0,1 g, Geranium rob. D2 0,1 g, Ruta D2 0,2 g

Dosierung:

1-2 ml/d i.m., s.c. oder i.v.

Lymphaden® (Hevert)

Lieferbar: Als Tropfen mit 50, 100 oder 200 ml

Inhaltsangabe pro 100 ml: Apis mell. D3, Belladonna D3, Conium D4, Hypohpysis D4, Kalium jod. D2, Lachesis D6, Mercur. bijod. D8, Myristica D2, Phytolacca D2, Rhus tox. D4, Sulfur D4, Thyreoidinum D8 aa 5ml, Aranea diad. D5, Arsen. alb. D4, Calc. carb. D8, Clematis D2, Galium aparine D2, Graphites D8, Myosotis D3, Phosphorus D6, Scophularia D3, Vespa D4 aa 2 ml, Echinacea Ø 10 ml. Enth. 53 Vol.-%

Dosierung:
3 x 25-30 Tropfen/d, in akuten Fällen stündl. 40 Tropfen

Lieferbar: Als Ampullen

Inhaltsangabe pro 2 ml:	Echinacea D2, Thuja D2 aa 0,01 ml, Aranea diad. D5, Apis D4, Arsen. alb. D4, Calc.carb. D10, Clematis D3, Hypohysis D4, Influenzinum D30 (Nosode), Kalium jod. D2, Lachesis D8, Mercur.cyan. D8, Myristica D3, Phytolacca D3, Pyrogenium D10 (Nosode), Rhus tox. D4, Scrophularia D3, Sulfur D6, Thyreoidinum D10 aa 0,1 ml.

Dosierung:
1-2 Amp. 3 x wöchentl., zur Dauertherapie 1 x wöchentl.

Lymphdiaral® (Pascoe)

Lieferbar: Als Tropfen

Inhaltsangabe pro 1 g:	Taraxacum 80 mg, Calendula Ø 45 g, Arsenicum album D8 10 mg, Chelidonium D2 5 mg, Leptandra Ø 3 g, Echinacea Ø 3 mg, Phytolacca D2 2 g, Carduus marianus D1 2 mg, Condurango D2 1 g, Hydrastis Ø 1 mg, Lycopodium D2 1 mg, Sanguinaria Ø 1 mg. Enthält 39 Vol.-% Alkohol

Dosierung:
Erwachsene: 3 x 10 Tropf./d
Kinder von 1-10 Jahren 3 x 4-5 Tropf./d

Die **Lymphdiaralsalbe®** ist äußerst hilfreich bei allen chronischen lymphatischen Stauungen; insbesondere im Kopfbereich, aber auch zur Akutbehandlung, z.B. nach Zahnextraktionen.

Lymphomyosot® (Heel)

Kontraindikationen:
Bei Schilddrüsenerkrankungen nicht ohne ärztlichen Rat anwenden.

Lieferbar: Als Tropfen

Inhaltsangabe pro 100 ml:	Myosotis arvensis D3, Veronica off D3, Teucrium scorodonia D3, Pinus silvestris D4, Gentiana lutea D5, Equisetum hiemale D4, Sarsaparilla D6, Scrophularia nodosea D3, Juglans D3, Calcium phosphoricum D12, Natrium sulfuricum D4, Fumaria officinalis D4, Levothyroxin D12, Aranea diadema D6 jeweils 5 g, Geranium robertianum D4 10 g, Nasturtium aquaticum D4 10 g, Ferrum jodatum D12 10 g. Enthält 35 Vol.-% Alkohol.

Dosierung:
3 x 15-20 Tropfen/d

Auch als Injektionslösung lieferbar!

Beachte: Diese vier Lymphmittel teste ich bei jedem Patienten, bei dem ich eine Anregung der Lymphtätigkeit erzielen will.
Das beste Lymphmittel ist das, das zum jeweiligen Patienten optimal paßt! Dies bedeutet, daß bei der Verwendung von bioenergetischen Testverfahren wie der AK, aber auch EAV u.a. sich eindeutig zeigt, daß zum jeweiligen Patienten nur ein oder zwei Lymphmittel passen, keinesfalls aber alle.

Mineralien und Spurenelemente

Calcium

Calcium ist essentiell für die funktionelle Integrität des Nerven-, Muskel- und Skelettsystems, der Zellmembranen und des Kapillarsystems. Das Kation ist ein wichtiger Aktivator von vielen enzymatischen Reaktionen und physiologischen Prozessen:

- ▶ Übertragung von Nervenimpulsen
- ▶ Kontraktion der Herz-, Skelett- und glatten Muskulatur
- ▶ Nierenfunktion
- ▶ Atmung und Blutgerinnung
- ▶ Regulation bei der Freisetzung und Speicherung von Neurotransmittern und Hormonen, der Aufnahme und Bindung von Aminosäuren, B_{12}-Resorption und Gastrinsekretion.

Es gibt Hinweise, daß bei manchen Patienten mit Bluthochdruck eine Umkehrbeziehung zwischen Calciumeinnahme und Hypertonie besteht.

Anwendungsmöglichkeiten:
Calciumsalze werden zur Behandlung und Vorbeugung von Calciummangel bei Patienten eingesetzt, bei denen diätetische Maßnahmen inadäquat sind, wie z.B. bei

- ▶ Arthritis
- ▶ Achlorhydrie
- ▶ Chron. Diarrhoe
- ▶ Drogenverurachter Hypocalcämie
- ▶ Dysmenorrhoe
- ▶ Hypertonie
- ▶ Knochenheilung und -wachstum
- ▶ Menopause
- ▶ Niereninsuffizienz
- ▶ Osteoporose
- ▶ Parodontose
- ▶ Prämenstruellem Syndrom
- ▶ Schlaflosigkeit
- ▶ Schwangerschaft und Stillzeit
- ▶ Sprue
- ▶ Vitamin D-Mangel

Calcium ist bei i.v.-Gabe ein potentes Antiallergikum und in oraler Form auch bei den meisten Allergien sowie – in Basenpulvermischungen – zur Therapie der Übersäuerung indiziert.

Calcium (citrate)® (PE)

Die einfachste gut resorbierbare Form von Calcium

Lieferbar: Als OP mit 90 oder 180 Kapseln
Inhaltsangabe pro Kapsel: 150 mg Calcium als Citrat, 16 mg Ascorbylpalmitat
Dosierung:
Normal: 2-3 x 1/d zu den Mahlzeiten
Maximal: 3 x 2/d zu den Mahlzeiten

Calcium (citrate/malate)® (PE)

Calcium in der Verbindungsform mit Citrat/Malat soll nach derzeitigem Wissensstand die am besten verfügbare Calciumart sein.

Lieferbar: Als OP mit 90 oder 180 Kapseln
Inhaltsangabe pro Kapsel: 150 mg Calcium als Citrat/Malat
Dosierung:
Normal: 2-3 x 1/d zu den Mahlzeiten
Maximal: 3 x 2/d zu den Mahlzeiten

Calcium/Magnesium® (PE)

Calcium ist in Verbindung mit Magnesium essentiell für die Funktion des kardiovaskulären Systems. Magnesium ist von Bedeutung für Nerven- und Muskelfunktionen und hilft bei der Calciumassimilation. Calcium und Magnesium sind verantwortlich für die Energieproduktion in jeder Körperzelle. Calcium/Magnesium ist eine ausgewogene Verbindung von ionisiertem Calcium und Magnesium in hochlöslicher Form, das vollständig vom Körper absorbiert werden kann.

Lieferbar: Als OP mit 90 oder 180 Kapseln
Inhaltsangabe pro Kapsel: 80 mg Calcium und 80 mg Magnesium als Citrat, 10 mg Ascorbylpalmitat
Dosierung:
Normal: 2-3 x 1/d zu den Mahlzeiten
Maximal: 3 x 2/d zu den Mahlzeiten

Beachte: Es ist entweder bei entsprechenden Laborwerten oder bei eindeutig positiver AK-Testung indiziert. Allerdings zeigt die Vollblutanalyse relativ selten einen Mangel der beiden Minerale.

Calcium (microcrystalline hydroxypatite)® (PE)

Microcrystallines Hydroxyapatit (MCHA) erscheint zur Recalcifizierung bei Osteoporose und anderen Knochenprozessen besser geeignet als andere Calciumpräparate.

Lieferbar: Als OP mit 90 Kapseln
Inhaltsangabe pro Kapsel: 150 mg Calcium als MCHA
Dosierung:
Normal: 2-3 x 1/d zu den Mahlzeiten
Maximal: 3 x 2/d zu den Mahlzeiten

+CAL+® (PE)

Dies ist ein Calciumpräparat mit synergistisch wirkenden orthomolekularen und phytotherapeutischen Substanzen, das die Bildung, Wiederherstellung und Stärkung des Skelettsystems unterstützt.

Bor fördert den Calcium-, Phosphor- und Magnesiumstoffwechsel und reduziert die Ausscheidung dieser Mineralien im Urin. Es erhöht den Serumspiegel von Östrogen, Testosteron und eventuell auch den des aktiven Vitamin D. Forscher nehmen an, daß Bor bei der Östrogen- und Steroidhormonsynthese eine Rolle spielt und diese Hormone vor dem rapiden Abbau schützt.

Magnesium fördert die Absorption und den Stoffwechsel von Calcium, Phosphor, Natrium und Kalium und unterstützt die Verwertung von Vitamin-B-Komplex, C und E. Kupfer ist bei der Elastinbildung von Bedeutung. Vitamin D ist unerläßlich für den Calciumstoffwechsel, zeigt sich aber bei Serummessungen oft niedriger als allgemein angenommen wird.

Kontraindikationen:
Gleichzeitige Einnahme von Tetracyclinen; Hypercalcämie; Patienten mit Nierenfunktionsstörungen sollten Calcium nur unter ärztlicher Aufsicht einnehmen. Vorsicht bei Sarkoidose und Herzkrankheiten sowie bei Patienten mit Nierensteinen und Glykosidmedikation.

Lieferbar: Als OP mit 60 oder 180 Kapseln

Inhaltsangabe pro 6 Kapseln:	Calcium als MCHA	600 mg
	L-Lysin	500 mg
	Calcium als Citrat/Malat	600 mg
	Zink als Picolinat	30 mg
	Vitamin D_3	200 I.E.
	Bor als Glycinat	2 mg
	Magnesium als Citrat	80 mg
	Kupfer als Glycinat	2,5 mg
	Mangan als Aspartat	30 mg
	Equisetum arvense Ext.	300 mg
	Ascorbylpalmitat	22 mg
	Vitamin K_1	500 mcg

Dosierung:
Normal: 3 x 1-2/d zu den Mahlzeiten
Maximal: 3 x 2-3/d zu den Mahlzeiten

Osteoporose

Von allen chronischen Erkrankungen in den Ländern der westlichen Welt ist wahrscheinlich keine für mehr Langzeitbeschwerden verantwortlich als die Osteoporose. Die Millionen meist älterer Menschen mit dieser Erkrankung haben ein beträchtliches Risiko, Frakturen und die damit verbundenen Risiken zu erleiden. Allein in den USA geht man von 1,5 Millionen Frakturen auf Grund von Osteoporose aus; an die 50 000 Patienten sterben an den Komplikationen! Die Ursachen werden nachfolgend diskutiert und therapeutische Alternativen aufgezeigt.

Ursachen der Osteoporose

Osteoporose, die Entstehung „porösen Knochens" durch Calciumverlust, beginnt etwa um das 35igste Lebensjahr (manche Studien sagen schon in den Zwanzigern!) und schreitet bei Frauen schneller fort als bei Männern. In den USA besteht bei angeblich 50% aller Frauen und 20% aller Männer jenseits des 45. Lebensjahres ein Osteoporose-Risiko; 25 Millionen Frauen und Männer leiden tatsächlich an Osteoporose.
Bei der primären Osteoporose ist die Knochenneubildung eingeschränkt und gleichzeitig der Knochenabbau verstärkt. Eine Vielzahl von Faktoren spielt für den Knochenstoffwechsel eine Rolle, wobei ohne Zweifel Ernährung und Verdauung eine entscheidende Rolle spielen.

Als Hauptursachen sind anzusehen:

▷ Ernährungsfehler
▷ Zu geringe Aufnahme von Calcium und anderen Mineralstoffen über Jahrzehnte
▷ Übersäuerung
▷ Proteinüberschuß (zuviel Fleisch und Wurst)
▷ Phosphatüberschuß (Cola, Limo…)
▷ Zuviel phytatreiche Körnerkost (dadurch verringerte Calciumresorption)
▷ Zuviel Koffein und Teein (erhöhen Urin-Ausscheidung von Calcium)
▷ Zuviel Süßigkeiten
▷ Mangel an Co-Faktoren des Knochenstoffwechsels
▷ Störungen des Verdauungstraktes (v.a. zu wenig Magen-Salzsäure, Candida, NM-Allergien, Verstopfung…)
▷ Bewegungsmangel, v.a. Mangel an Belastung mit Gewichten
▷ Nikotin und andere Umweltgifte, v.a. Blei und andere zweiwertige Schwermetalle
▷ Genetische Faktoren
▷ Menopause

Therapeutische Alternativen

Neben den von der Schulmedizin favorisierten Methoden (Calcium-, Hormon- und Fluortherapie) werden auch andere Methoden untersucht, und es wird immer klarer, daß neben Calcium auch andere Maßnahmen (orthomolekulare Substanzen, Säure-

Basen-Haushalt, Phytotherapie, Homöopathie) unbedingt zur Prävention und Behandlung der Osteoporose zu berücksichtigen sind.

Ohne Zweifel ist der **Calciumstoffwechsel** der wichtigste Angriffspunkt aller therapeutischen Überlegungen. Zur Optimierung jeder Therapie gehört, daß Calcium hoch genug dosiert in der **optimal resorbierbaren Form** gegeben wird.
Die am schlechtesten resorbierbare Form ist wohl Calciumcarbonat. Nach derzeitigem Wissensstand wahrscheinlich am besten verwertbar ist **Calcium Citrate/Malate**; eine Studie(1) zeigte deutliche Vorteile der Resorption bei gesunden Erwachsenen. Eine andere Form von Calcium, **MCHA = Microcrystalline Hydroxyapatite**, enthält Mineralien, Proteine und Glucosaminoglycane im natürlichen Verhältnis. Eine Studie an 72 Patienten mit chronischer Polyarthritis unter Cortisontherapie zeigte, daß innerhalb eines Jahres die Knochendichte in der Kontrollgruppe deutlich mehr abnahm als in der Patientengruppe, die täglich sechs Gramm **MCHA** erhielt. In der Kontrollgruppe reduzierte sich auch die Körperlänge bei deutlich mehr Patienten.(2)

In einer anderen Studie wurden **Vitamin D, MCHA und Calciumgluconat** zur Prophylaxe des typischen Knochenabbaus bei Frauen mit Primär Biliärer Zirrhose (PBC) untersucht. Die für diese Erkrankung typische Steatorrhoe führt zu einer Malabsorption von Calcium, Phosphor und Vitamin D und so zu einer Störung des Knochenmetabolismus mit typischer Verdünnung der Corticalis.
64 Frauen – alle in der Menopause und mit PBC wurden in drei Gruppen eingeteilt:
▷ ohne jegliche Mineralstoffgabe
▷ 8 Gramm/Tag eines feinen Knochenmehls mit **Hydroxyapatit (HA)**
▷ 1600 mg/Tag Calciumgluconat
Alle Patientinnen erhielten einmal monatlich eine Injektion mit 100 000 IU Vitamin D2. Nach 14 Monaten war es in der Kontrollgruppe zu einem signifikanten Knochen**abbau** gekommen; die **HA**-Gruppe zeigte dagegen eine signifikante **Zunahme der Knochendichte**. In der Calciumgluconat-Gruppe ergaben sich unveränderte Befunde. Im Vergleich zur Kontrollgruppe nahm die Knochendichte der **HA**-Gruppe um 11,6% zu.(3)

Eine weitere Studie an 15 alten Patienten mit Osteoporose (Alter 70-98 Jahre) verglich die Absorption von **MCHA** und Calciumgluconat mit Hilfe von radioaktiv markiertem Calcium (47Ca). Auch hier zeigte **MCHA** eine deutlich bessere Absorptionsrate.(4)

Andere Nährstoffe sind für den Calcium**einbau** unerläßlich.
Die Aminosäure **L-Lysin** fördert die Mineralstoffabsorption und insbesondere die von Calcium. Eine deutsche Studiengruppe konnte zeigen, daß **L-Lysin** sowohl die Calciumaufnahme im Darm steigert als auch die Ausscheidung über die Nieren hemmt. Bei zunehmender oraler Gabe von Calcium kam es nämlich auch zu einer

erhöhten Ausscheidung im Urin, die aber durch die zusätzliche orale Gabe von **L-Lysin** wieder reduziert werden konnte. Das Fazit der Autoren ist, daß der anti-calciurische Effekt von **L-Lysin** sowohl zur Prävention als auch Behandlung der Osteoporose ausgenützt werden könnte.[5]

Bekannt ist auch, daß die Calciumabsorption vom **Serum-Vitamin D-Spiegel** abhängt. Bei älteren Frauen sind die Vitamin D-Spiegel häufig erniedrigt; Ursachen können zuwenig Sonnenlicht, zu geringe Aufnahme oder verringerte Absorption bzw. Assimilation sein.[6]

Zwei voneinander unabhängige Studien zeigten, daß die **biologisch aktive Form 1,25-Dihydroxy-vitamin D_3** den Calciumstoffwechsel verbessern und Knochenverlust vermindern kann.[7, 8]

Magnesium und **Bor** sind essentiell für die Umwandlung der natürlich vorkommenden Vitamin D-Vorläufer in das **aktive 1,25-Dihydroxyvitamin D_3**.[9]

Magnesium insbesondere aktiviert die alkalische Phosphatase, die neue Calciumkristalle formt.[10] Der Knochen enthält fast 60% des gesamten Magnesiums im Körper!

Bor bindet sich an organische Verbindungen, die Hydroxylgruppen enthalten, wie z.B. Östrogenbestandteile, Testosteron und die biologisch aktiven hydroxylierten Metaboliten von Vitamin D. In einer Studie erhielten Frauen in der Menopause (Alter 48-52) 119 Tage lang eine konventionelle Diät, die ungefähr 0,25 mg **Bor** enthält. Die zusätzliche Gabe von **3 mg Bor täglich** reduzierte die Calciumausscheidung im Urin um 44%; und auch die Magnesiumausscheidung sank deutlich ab! **Bor** erhöhte auch die Serumkonzentrationen des 17B-Östradiols, der aktivsten Form von Östrogen beim Menschen, und von Testosteron. Die durchschnittliche Höhe des 17B-Östradiolspiegels war bei den Frauen der **„Bor-Gruppe"** gleich hoch wie bei einer Gruppe, die künstliche Östrogene erhielt.[11, 12]
Bor scheint einen östrogenen Effekt ohne die Nebenwirkungen der synthetischen Östrogene zu erzielen. **Mangan** ist für die Bildung normaler Knochenstruktur genauso essentiell wie für die Bindegewebssynthese in Knorpel und Knochen. Der berühmte Fall von Bill Walton machte dies deutlich. 1980 erlitt der Basketballstar wiederholte Frakturen. Insbesondere eine Knöchelfraktur wollte einfach nicht ausheilen, und im Röntgen zeigten sich Osteoporose-ähnliche Knochenveränderungen. Laboruntersuchungen zeigten dann einen **Mangan**spiegel von praktisch Null und etwa um die Hälfte reduzierte Werte für **Zink und Kupfer**. Erhöhte Calciumserumwerte wiesen auf einen gestörten Knochenstoffwechsel hin. Walton begann mit der Einnahme von Mineralstoffpräparaten, beendete seine makrobiotische Diät und war innerhalb von sechs Wochen wieder in der Lage, professionell Basketball zu spielen.[13]

Eine belgische Studie an 14 Frauen mit Osteoporose brachte das Ergebnis, daß ihre **Mangan**spiegel im Blut nur ein Viertel des Wertes betrugen, den gleichaltrige gesunde Frauen zeigten. Es wurden 25 verschiedene Kriterien untersucht, aber der einzig signifikante Unterschied zwischen den gesunden und den an Osteoporose erkrankten Frauen war der **Mangan**spiegel.[14]

Auch **Zink** ist essentiell für die Knochenbildung, aber die normale westliche Ernährung und insbesondere die alter Menschen enthält davon zu wenig.[15] **Zink**spiegel in Serum und Knochen waren bei Patienten mit seniler Osteoporose geringer als bei gleichaltrigen Kontrollpersonen.[16]
Zink fördert auch die biochemische Aktivität des Vitamin D.[17] **Zinkpicolinat** (= an Picolinsäure gebunden) scheint besser resorbierbar zu sein als andere Verbindungen von Zink.[18]
Kupfer ist wichtig als Co-Faktor des Enzyms Lysyl-Oxidase, das stabilisierend auf das Bindegewebe wirkt.[19]
Eine **Kupfer-Mangelernährung** mindert die Stabilität und den Mineralstoffgehalt des Knochens.[20] In einer Studie an Schweinen führte eine Kupfer-Mangelernährung zu Knochendeformierungen an den Beinen bei signifikant reduzierter Aktivität der Osteoblasten.[21]

Equisetum (Zinnkraut oder Schachtelhalm) enthält in den Stengeln 5-8% **Kieselsäure** sowie ca. 5% Saponin-Equisetonin und Flavon-Glycoside.[22] Der hohe Gehalt an **Kieselsäure (Silicea!)** ist für die knochenaufbauende Wirkung verantwortlich.[23]
Silicea findet sich vor allem in der Haut und im Knorpel, aber auch in anderen Geweben, die mit viel Glucosaminoglycanen (wie Chondroitinsulfat) und Kollagen verbunden sind. Es hat einen engen Bezug zu Elastin und der Integrität der elastischen Gewebe.[24] So hilft **Silicea** bei der Bildung der organischen Matrix als Voraussetzung für die Mineralisierung von Knochen und Zähnen. Mit zunehmendem Alter des Knochens nimmt die Konzentration ab.[25]

Neue Gedanken zu Vitamin K
Lange Zeit hat man gedacht, daß Vitamin K-Mangel zu Knochenstörungen und Osteoporose beiträgt. Nach neueren Untersuchungen gibt es jedoch genügend Gegenargumente.
In einer Studie, bei der 50 Patienten über ein Jahr lang mit einem Vitamin K-Antagonisten behandelt wurden, zeigten diese, ebenso wie eine entsprechende Kontrollgruppe, eine unverändert normale Knochenmineraldichte. In der Kontrollgruppe zeigte sich auch keine Korrelation zwischen Vitamin K-Status und Knochendichte. Schlußfolgerung der Autoren: „...Vitamin K spielt beim Erwachsenen für die Gesundheit des Knochens keine wesentliche Rolle".[26] Vitamin K ist bei Einnahme oraler Antikoagulantien (Marcumar u.a.) kontraindiziert. Gerade diese oralen Antikoagulantien werden aber bei älteren Patienten häufig rezeptiert!

1. *Miller, JZ, Smith, DL, et al., „Calcium absorption from calcium carbonate and a new form of calcium (CCM) in healthy male and female adolescents." Am J Clin Nutr 1988; 48:1291-4.*

2. *Nilsen, KH, Jayson, MIV, Dixon, ASJ, „Microcrystalline calcium hydroxyapatite compound in corticosteroid-treated rheumatoid patients: a controlled study." Br Med J 1978; 2:1124.*

3. *Epstein, O, Kato, Y, Dick, R, Sherlock S, „Vitamin D, hydroxyapatite, and calcium gluconate in treatment of cortical bone thinning in postmenopausal women with primary biliary cirrhosis." Am J Clin Nutr 1982; 36:426-430.*

4. *Windsor, ACM, Misra, DP, Loudon, JM, Staddon GE, „The effect of wholebone extract on 47Ca absorption in the elderly." Age Ageing 1973; 2:230-234.*

5. *Civitelli, R, Villareal, D, et al., „Dietary L-Lysine and Calcium Metabolism in Humans." Nutrition 1992; 8:400-405.*

6. *Iseri, LT, French, JH, „Magnesium: nature's physiologic calcium blocker." Am Heart J 1984; 108:188-93.*

7. *Anonymous, „Two studies indicate vitamin D metabolite curbs osteoporosis." Family Pract News, March, 1984; 15:2.*

8. *Anonymous, „Vitamin D supplementation in the elderly." Lancet 1987; 1:306-7.*

9. *Amdur, MO, Norris, LC, Heuser, GF, „The need for manganese in bone development by the rat." Proc Soc Exp Biol Med 1945; 59:254-5.*

10. *Rude, RK, Adams, JS, Ryzen, E, Endres, DB, Niimi, H, et al, „Low serum concentrations of 1,25-dihydroxyvitamin D in human magnesium deficiency." J Clin Endocrin Metab 1985; 61:933-40.*

11. *Nielsen, FH, „Boron – an overlook element of potential nutritional importance." Nutr Today Jan/Feb 1988:4-7.*

12. *Nielsen, FH, Hunt, CD, Mullen, LM, Hunt, JR, „Effect of dietary boron on mineral, estrogen, and testosterone metabolism in postmenopausal women." FASEB J 1987; 1:394-7.*

13. *Leach, RM Jr., Muenster, AM, „Studies on the role of manganese in bone formation." J Nutr 1962; 78:51-6.*

14. *Raloff, J, „Reasons for boning up on manganese." Science News 1986;130:199.*

15. *Calhoun, NR, Smith, JC Jr., Becker, KL, „The effects of zinc on ectopic bone formation." Oral Surg 1975; 39:698-706.*

16. *Atik, OS, „Zinc and senile osteoporosis." J Am Geriatr Soc 1983; 31:790-791.*

17. *Yamaguchi, M, Sakashita, T, „Enhancement of vitamin D_3 effect on bone metabolism in weaning rats orally administered zinc sulphate." Acta Endocrinol 1986; 111:285-8.*

18. *Barrie, SA, Wright, JV, Pizzorno, JE, Kutter, E, „Barron PC: Comparative absorption of zinc picolinate, zinc citrate, and zinc gluconate in humans." Agents Actions 1987; 21:223-8.*

19. *Anonymous, „Activation of lysyl oxidase by copper." Nutr Rev 1979; 37:330-1.*

20. *Smith, RT, Smith, JC, Fields, M, Reiser, S, „Mechanical properties of bone from copper deficient rats fed starch or fructose." Fed Proc 1985; 44:541.*

21. *Follis, RH Jr., Bush, JA, Carwright, GE, Wintrobe, MM, „Studies on copper metabolism. XVIII. Skeletal changes associated with copper deficiency in swine." Bull Johns Hopkins Hosp 1955; 97:405-409.*

22. *Chemical Abstracts 100:215271.*

23. *Tyler, VE, The Honest Herbal. G.F. Stickley Co., 1981.*

24. *Loeper, J, Atherosclerosis1979; 33:397.*

25. *Carlisle, EM, Trace Elements in Human and Animal Nutrition, 5th edition, 1986, p. 373.*

26. *Rosen, HN, Maitland, LA, Suttie, JW, et al., „Vitamin K and maintenance of skeletal integrity in adults." Am J Med 94:62-67, 1993.*

Chrom

Chrom

▷ stimuliert die Enzyme, die an der Glukoseutilisation sowie der Cholesterin- und Fettsäuresynthese beteiligt sind

▷ wirkt kompetitiv zu Eisen in Bezug auf Transportproteine

▷ erhöht die Effektivität des Insulins und des Glucosemetabolismus

Anwendungsmöglichkeiten:

- Diabetes
- Hypoglykämie
- Kardiovaskuläre Erkrankungen

Kontraindikationen:

Hypersensibilität gegenüber Chrom

Chromium (picolinat)® 500 mcg (PE)

Lieferbar: Als OP mit 60 oder 180 Kapseln

Inhaltsangabe pro Kapsel: 500 mcg Chrom, MCC

Dosierung:

Normal: 1 x 1/d mit einer Mahlzeit

Maximal: 2 x 1/d mit den Mahlzeiten

Beachte: Viele Studien deuten daraufhin, daß Chrom-Picolinat die am besten resorbierbare Form von Chrom darstellt.

Chromium® (nia CHROM) (PE)

Lieferbar: Als OP mit 60 Kapseln

Inhaltsangabe pro Kapsel: 200 mcg Chrom, 1480 mcg Nikotinsäure, MCC

Dosierung:

Normal: 1 x 1/d mit den Mahlzeiten

Maximal: 2 x 1/d mit den Mahlzeiten

Beachte: Dieses Präparat wirkt bei einigen Patienten mit gleichzeitigem B_3-Mangel sehr gut. Die Nikotinsäure wirkt synergistisch mit Chrom.

Eisen

Die Hauptfunktion von Eisen ist, in Verbindung mit Protein und Kupfer, der Aufbau von Hämoglobin. Ebenso notwendig ist es für die Herstellung von Myoglobin, einem Sauerstofftransporter im Muskelgewebe, der die chemische Reaktion der Muskelkontraktion auslöst. Ascorbinsäure erhöht die Eisenabsorption im Darm.

Bekannt ist der Antagonismus von Eisen und Kupfer, der insbesondere bei entzündlichen Erkrankungen eine Rolle spielt (siehe hierzu den Übersichtsartikel bei Kupfer). In den letzten Jahren wurde ein eindeutiger Zusammenhang zwischen erhöhtem Ferritinspiegel (Ferritin ist das eisenspeichernde und transportierende Protein) und erhöhtem kardiovaskulären Risiko nachgewiesen!

Angesichts der bekannten Physiologie der Eisenabsorption sind die auf dem deutschen Markt üblicherweise angebotenen Präparate ein pharmakologischer Witz (siehe die Zusammensetzung der meisten Präparate in der Roten Liste). Dementsprechend schlecht ist die Compliance der Patienten mit diesen Präparaten und die therapeutische Effizienz.

Zwei amerikanische Präparate zeigen eine dramatisch bessere Resorption bei praktisch keinen Nebenwirkungen: Iron C® und Iron Picolinate®.

Anwendungsmöglichkeiten:
- ▶ Anämie (hypochrom)
- ▶ Erschöpfungszustände, die auf Eisenmangel beruhen (auch ohne Anämie)
- ▶ Menorrhagie
- ▶ Restless legs
- ▶ Schwangerschaft

Kontraindikationen:
- ▶ Hämochromatose
- ▶ Hämosiderose
- ▶ Hämolytische Anämien
- ▶ Peptischer Ulcus

Vorsicht bei Morbus Crohn und Colitis ulcerosa!

Wechselwirkungen:
Folgende Substanzen hemmen kompetitiv die Absorption von Eisen:
Calciumkarbonat, Tetracyclin, Natriumbikarbonat, Milch- und Eierprodukte

Achtung: Zuviel Eisen kann zu Siderose, Leber-, Herz- und Pankreasschäden führen. Nur ein Labortest kann im Zweifelsfall die Notwendigkeit der Einnahme eines Eisenpräparats bestätigen.

Dosierung:
Normal: 1 x 1/d am besten morgens
Maximal: 2 x 1/d zu den Mahlzeiten

Iron-C® (PE)

Lieferbar: Als OP mit 60 Kapseln

Inhaltsangabe pro Kapsel: 7,5 mg Eisen als Glycinat, 7,5 mg Eisen als Aspartat und 175 mg reine Ascorbinsäure

Iron Picolinate® (Thorne)

Lieferbar: Als OP mit 60 Kapseln

Inhaltsangabe pro Kapsel: 30 mg Eisen-III als Picolinat

Beachte: Bei entsprechenden Klinik- und Laborbefunden testet man eleganterweise mit AK, welches Präparat besser verträglich ist.

AK-Testmuskel: Tensor fasciae latae

Kalium

Kalium ist das bedeutendste Kation der intrazellulären Flüssigkeit und essentiell notwendig für die Ausgewogenheit des Säure-Basen-Haushalts, die Isotonie und das elektrodynamische Verhalten der Zelle. Kalium aktiviert enzymatische Reaktionen und physiologische Prozesse wie die Übertragung von Nervenimpulsen, Kontraktion der glatten und quergestreiften Muskulatur sowie des Herzmuskels, Magensekretion, Nierenfunktion, Gewebesynthese und Kohlenhydratstoffwechsel.

Anwendungsmöglichkeiten:
- ▶ Als Kaliumersatz bei chronischer Diarrhoe
- ▶ Arrhythmien
- ▶ Bei kaliumarmer Diät
- ▶ Diabetes
- ▶ Erschöpfungszustände
- ▶ Hypertonie
- ▶ Hypoglykämie
- ▶ Leberzirrhose
- ▶ Muskelkrämpfe
- ▶ Patienten, die ständig Digitalis oder Diuretika erhalten
- ▶ Übererregbarkeit

Kontraindikationen:
- ▷ Akute Dehydration
- ▷ Einnahme von kaliumsparenden Medikamenten
- ▷ Krankheiten der Niere
- ▷ Unbehandelter Morbus Addison

Potassium® (PE)

Lieferbar: Als OP mit 90 Kapseln

Inhaltsangabe pro Kapsel:	Kalium als Aspartat	99 mg
	Ascorbylpalmitat	11 mg
	MCC	

Dosierung:
Normal: 2 x 1/d zu den Mahlzeiten
Maximal: 3 x 2/d zu den Mahlzeiten

Kupfer

Kupfer ist eine orthomolekulare Substanz, die wahrscheinlich viel zu selten zur gezielten Therapie eingesetzt wird.
„Die Resorption des Kupfers findet im Magen und in den oberen Bereichen des Dünndarms statt. Sie beruht nicht nur auf einfacher Diffusion, sondern auch auf einem aktiven, energieabhängigen Transportmechanismus. In der Mukosa kann Kupfer an Metallothionein gebunden werden. Das Metallothionein dürfte dabei zwei Aufgaben haben. Einerseits stellt es Bindungsstellen zur Resorption von Kupfer und anderen Schwermetallen zur Verfügung, andererseits könnte es einen „Mukosablock“ als Schutz gegen die übermäßige Aufnahme von Schwermetallen darstellen.

Die Leber ist das Schlüsselorgan des Kupfer-Stoffwechsels, da sie folgende Funktionen übernimmt:
1. Hauptspeicherorgan
2. Synthese von kupferhaltigen Metalloenzymen wie z.B. Coeruloplasmin
3. Ausscheidung von Kupfer

In der Leber wird das Kupfer im Zytosol in Form der Kupferproteine Hepatocuprein und Metallothionein reversibel gebunden und gespeichert. In den Mikrosomen und dem endoplasmatischen Reticulum erfolgt die Synthese kupferhaltiger Metalloenzyme für intrazelluläre Funktionen des Hepatozyten, sowie von Serumproteinen, wie z.B. Coeruloplasmin.
Im Plasma kommt Kupfer zu ca. 95% als Coeruloplasmin vor. Das restliche Kupfer ist locker gebunden an Albumin und Aminosäuren. In den Erythrozyten liegt Kupfer zu ca. 60% in Form des Enzyms Superoxiddismutase vor.
Die Ausscheidung des Kupfers erfolgt zu über 90% über die Galle.“

Kupferhaltige Enzyme
- ▷ Superoxiddismutase
- ▷ Coeruloplasmin
- ▷ Zytochromoxidase

Kupfer unter pathologischen Bedingungen
„Bei einer Vielzahl von Erkrankungen, die mit Reaktionen des Immunsystems einhergehen, kommt es zu erhöhten Kupfer-Konzentrationen im Blut infolge einer gesteigerten Coeruloplasminsynthese. Eine auf diesem Mechanismus beruhende Erhöhung der Kupfer-Konzentration im Blut darf damit keinesfalls im Sinne einer Kupfer-Intoxikation interpretiert werden. Vielmehr ist es so, daß unter den Bedingungen einer über längere Zeit gesteigerten Coeruloplasminsynthese die Kupfer-Konzentrationen in den Geweben verarmen können, was z.B. bei Patienten mit akuter rheumatoider Arthritis gezeigt wurde, die um bis zu 50% erniedrigte Kupfer-Konzentrationen im Knochen aufweisen, bei gleichzeitig erhöhter Harnausscheidung von Kupfer. Entsprechende Veränderungen werden nicht nur bei rheumatischen Erkrankungen, sondern unter anderem auch bei akuten Infekten und malignen Tumoren nachgewiesen. Beim akuten Infekt finden sich enge Korrelationen zwischen der Höhe der Kupfer-Spiegel im Blut sowie der BSG und dem Anstieg des C-reaktiven Proteins, d.h. die Höhe der Kupfer-Konzentrationen korreliert mit der Schwere des Krankheitsbildes."

Zitate aus „Physiologie des Kupferstoffwechsels", Bayer W., Spurenelement- und Vitaminreport, 1/94

Erhöhte Kupfer-Spiegel finden sich auch während der Schwangerschaft und bei Einnahme von Östrogenen („Pille"!)

Was ist nun in der Praxis zu tun?
Die Kupferwerte sind häufig – zum Teil drastisch – erhöht; etwa ebenso oft wie Normalwerte finden sich deutlich erniedrigte Werte.
Zur Therapie erhält man sowohl bei erhöhten als auch erniedrigten Werten die Empfehlung zur Substitution und die Frage ist nun einfach oft: „Ja oder Nein"?
Auch andere Laborwerte wie Serum- oder Vollblutkupfer, Coeruloplasmin, Eisen: Kupfer-Verhältnis, BKS usw. helfen einem hierbei nicht sicher weiter; würden sie es und wäre die therapeutische Gabe von Kupfer tatsächlich so oft indiziert wie angesichts der Vielzahl der entweder zu hohen oder erniedrigten Befunde empfohlen, so würden ca. 60-80% aller Patienten mit chronischen Erkrankungen Kupfer zu bekommen haben.
Die bio-logische Lösung heißt: Applied Kinesiology (AK)!

Wir untersuchen mit oraler Testung:
1. Wie reagiert der Patient auf orthomolekulares Kupfer?
2. Wie reagiert der Patient auf orthomolekulares Zink, dem wichtigsten Antagonisten von Kupfer und gleichzeitig das bei den meisten Patienten zu niedrige Spurenelement?

Bei jeder eindeutig positiven Muskeltestreaktion auf Kupfer ist die Gabe von Kupfer indiziert. Über die zusätzliche Gabe von Zink oder anderen zweiwertigen Mineralien entscheidet die direkt antagonistische Testung: Hierbei wird sofort nach der Testung

des Kupfers im Mund das eventuell in Frage kommende Material (z.B. Zink) oral hinzugegeben und die Reaktion des bzw. der Testmuskeln überprüft.
Ist im AK-Test die Gabe von Kupfer indiziert, so sollte sie separat von der Gabe von Zink oder anderen zweiwertigen Metallen erfolgen; beispielsweise Kupfer morgens und Zink abends.

Orale Therapie

Wir verwenden zur Testung und Therapie drei Präparate:

Copper® (PE)

Lieferbar: Als OP mit 60 Kapseln
Inhaltsangabe pro Kapsel: Kupfer als Glycinat 2 mg, MCC

Copper Citrate® (Thorne)

Lieferbar: Als OP mit 60 Kapseln
Inhaltsangabe pro Kapsel: Kupfer als Citrat 2 mg

Copper Picolinate® (Thorne)

Lieferbar: Als OP mit 60 Kapseln
Inhaltsangabe pro Kapsel: Kupfer als Picolinat 2 mg

Dosierung aller oralen Kupferpräparate:
Normal: 1 x 1/d
Maximal: 3-4 x 1/d

Parenterale Applikation

Aus USA steht ein sehr gutes Präparat zur i.v.-Gabe zur Verfügung:

Cupric Sulfate® (American Regent Laboratories)

Lieferbar: Als Stechflasche mit 10 ml
Inhaltsangabe pro 1 ml: 0,4 mg Kupfer, Wasser für Infusionszwecke
Dosierung:
Im Akutstadium eine Ampulle täglich langsam i.v.

Beachte: Die Therapie mit Kupfer muß bei entzündlichen Erkrankungen häufig überprüft werden und ist meist keine Dauermedikation!
In der AK ist Kupfer wie sein Antagonist und Synergist Zink assoziiert mit der „Thymus-assoziierten Allergie“.

Magnesium

Magnesium ist bei vielen essentiellen Stoffwechselprozessen von Bedeutung. Das meiste Magnesium befindet sich in der Zelle, wo es Enzyme aktiviert, die für den Kohlenhydrat-, Aminosäuren-, Fett- und Energiestoffwechsel nötig sind. Magnesium spielt eine wichtige Rolle bei neuromuskulären Kontraktionen, der Herzfunktion und hilft bei der Regulierung des Säure-Basen-Haushalts.

Magnesium fördert die Absorption und den Stoffwechsel von Calcium, Phosphor, Natrium und Kalium und unterstützt die Verwertung von Vitamin-B-Komplex, Vitamin C und E.

Vitamin B_6 und Kalium unterstützen den Magnesiumstoffwechsel und müssen oft synergistisch eingesetzt werden!

Anwendungsmöglichkeiten:

- ▶ Alkoholismus
- ▶ Angstzustände
- ▶ Arrhythmien
- ▶ Asthma
- ▶ Chronische Diarrhoe
- ▶ Colitis
- ▶ Depressionen
- ▶ Diabetes
- ▶ Erschöpfung
- ▶ Hypertonie
- ▶ Kardiovaskuläre Krankheiten
- ▶ Migräne
- ▶ Myalgie
- ▶ Nierensteine
- ▶ Obstipation
- ▶ Osteoporose
- ▶ Prämenstruelles Syndrom und Dysmenorrhoe
- ▶ Symptomatisch bei Mitralklappenprolaps
- ▶ Therapieresistente Hypokaliämie
- ▶ Tremor

Kontraindikation:

- ▷ Niereninsuffizienz
- ▷ Überdosierung kann zu Diarrhoe führen

Magnesium® (citrate) (PE)

Lieferbar: Als OP mit 90 oder 180 Kapseln

Inhaltsangabe pro Kapsel:	Magnesium als Citrat	150 mg
	Ascorbylpalmitat	11 mg

Magnesium aspartate® (PE)

Lieferbar: Als OP mit 90 Kapseln

Inhaltsangabe pro Kapsel:	Magnesium als Aspartat	75 mg
	Vitamin C als Ascorbylpalmitat	9 mg

Magnesium glycinate® (PE)

Lieferbar: Als OP mit 90 Kapseln

Inhaltangabe pro Kapsel:	Magnesium als Glycinat	120 mg
	Vitamin C als Ascorbylpalmitat	10 mg

Dosierung für alle Magnesium-Präparate:
Normal: 3 x 1/d zu den Mahlzeiten
Maximal: 3 x 2/d zu den Mahlzeiten

Beachte: Magnesium ist der natürliche Calciumantagonist!

▷ Im Akutzustand kann es mit sehr gutem Erfolg i.v. gegeben werden!
▷ Der Serumwert von Magnesium ist völlig nichtssagend; als einfaches und relativ günstiges Verfahren bietet sich die Vollblutanalyse an.

Die Citratverbindung des Magnesiums ist, auch als Pulver – in Wasser gelöst -- gut zu nehmen, als Nahrungsmittelzusatz anerkannt und somit rezeptfrei und hat nach oralem Magnesiumsulfat (=Bittersalz!) die vielleicht stärkste abführende Wirkung – daher die Indikation Obstipation!
Auch die Aspartatverbindung wirkt leicht abführend; für diese liegen seit den 60er Jahren Studien über eine gewisse Stimulationswirkung vor. Wer Magnesium praktisch ohne laxierende Wirkung geben möchte, nehme die Glycinatverbindung!

AK: Denke immer an Magnesium bei muskulärem Hypertonus!

Potassium/Magnesium® (aspartate formula) (PE)

Dieses Präparat ist eine hochassimilierbare Kombination von Magnesium und Kalium.

Anwendungsmöglichkeiten:
- ▶ Als Kaliumersatz bei chronischer Diarrhoe
- ▶ Arrhythmien
- ▶ Erschöpfungszustände
- ▶ Hypertonie
- ▶ Kardiovaskuläre Krankheiten
- ▶ Muskelkrämpfe
- ▶ Myalgie
- ▶ Übererregbarkeit

Kontraindikationen:
▷ Akute Dehydration
▷ Einnahme von kaliumsparenden Medikamenten
▷ Nierenkrankheiten
▷ Unbehandelter Morbus Addison

Lieferbar: Als OP mit 90 oder 180 Kapseln

Inhaltsangabe pro Kapsel:	Kalium als Aspartat	99 mg
	Magnesium als Aspartat	70 mg
	Ascorbylpalmitat	8mg

Dosierung:
Normal: 3 x 1/d zu den Mahlzeiten
Maximal: 3 x 2/d zu den Mahlzeiten

Beachte: Ist Magnesium oder Kalium klinisch indiziert, aber jeweils alleine nicht wirksam oder im AK-Test nicht optimal, dann ist an diese Kombination zu denken!

Mangan

Mangan ist ein wichtiges Spurenelement, das Enzyme aktiviert, die der Verwertung von Biotin, Thiamin und Ascorbinsäure dienen. Es wirkt als Katalysator bei der Cholesterin- und Fettsäuresynthese und ist von Bedeutung bei der Protein- und Kohlenhydraterzeugung. Es ist unerläßlich bei der Thyroxinproduktion und beeinflußt die Mucopolysaccharidsynthese und die normale Skelettentwicklung. Mangan ist ein notwendiger Co-Faktor bei der Entgiftung von Ammoniak zu Harnstoff.

Indikationen:

- ▷ Allergien
- ▷ Arteriosklerose
- ▷ Arthritis
- ▷ Asthma
- ▷ Bindegewebsschwäche
- ▷ Diabetes
- ▷ Hypermobilität
- ▷ Kupferintoxikation

Kontraindikationen:
Bei Überdosierung kommt es zur reduzierten Speicherung und Verwertung von Eisen.

Manganese® (PE)

Lieferbar: Als OP mit 60 Kapseln

Inhaltsangabe pro Kapsel:	Mangan als Aspartat	5 mg
	Mangan als Citrat	5 mg
	MCC	

Dosierung:
Normal: 1 x 1/d zu einer Mahlzeit
Maximal: 3 x 1/d zu den Mahlzeiten

Beachte: Goodheart weist seit langem darauf hin, daß therapieresistente ligamentäre Schwächezustände häufig auf Mangan mit einer dramatischen Besserung ansprechen. Die „Königsindikation" ist die Bandschwäche mit therapieresistenten Kreuzschmerzen post partum!

Hier sind neben der Gabe von Mangan auch alle übrigen Co-Faktoren, insbesondere auch zur Stimulation der Nebennierenfunktion, zu testen und einzusetzen!

Selen

Selen ist ein natürliches Antioxidans. Es verzögert die Oxidation ungesättigter Fettsäuren und erhält die Elastizität des Gewebes. Es ist nötig für die Produktion von bestimmten Prostaglandinen, die die Thrombozytenaggregation verringern. Zusammen mit Vitamin E fördert Selen das normale Körperwachstum, die Fruchtbarkeit und verbessert die Energieproduktion. Die Produktion der Pankreasenzyme ist entscheidend abhängig von Selen.

Anwendungsmöglichkeiten:

- ▶ Arthritis
- ▶ Ekzeme
- ▶ Hypertonie
- ▶ Immunschwäche
- ▶ Kardiomyopathie
- ▶ Kardiovaskuläre Krankheiten
- ▶ Morbus Crohn
- ▶ Pankreatitis
- ▶ Schwermetallvergiftung
- ▶ Unfruchtbarkeit

Selenium® (PE)

Lieferbar: Als OP mit 60 oder 180 Kapseln

Inhaltsangabe pro Kapsel:	Selen als Selenomethionin	200 mcg
	Ascorbylpalmitat	2 mg
	MCC	

Dosierung:
Normal: 1/d zu einer Mahlzeit
Maximal: 2/d zu den Mahlzeiten

Beachte: Selen ist gut im Serum meßbar. Der Normalbereich von 80-120 mcg Selen ist nicht der Optimalbereich; dieser liegt eher bei 120-150 mcg. Aber: Selen ist kein Allheilmittel, wie man angesichts der zur Zeit ständig erscheinenden Publikationen glauben möchte.

Zink

Zink ist von großer Bedeutung für das Immunsystem, teils durch seine Wirkung auf die Thymusdrüse und die Thymushormone und seiner Verbindung zu den B-Vitaminen, zu deren Wirkungen und Absorption. Es ist Bestandteil von mehr als 100 Enzymsystemen inkl. der Carboanhydrase (lebenswichtig für die Gewebeatmung). Zink ist essentiell notwendig für die Speicherung und Steuerung des Insulins, da es Insulin bindet und seine Wirkung fördert. Ebenfalls von großer Bedeutung ist es für die Bildung von Collagen, Entwicklung des Fötus und die Wundheilung. Entwicklung und Funktion der Prostata hängen entscheidend von Zink ab. Zinkpicolinat ist vielleicht die am besten absorbierbare Form von Zink.

Indikationen:
- Akne
- Allergien
- Aphten
- Arteriosklerose
- Arthritis
- Dermatitis
- Diabetes
- Erschöpfungszustände
- Immunschwäche
- Krankheiten der Leber
- Kupfervergiftung
- Magenulcus
- Prostata-Adenom
- Unfruchtbarkeit
- Wundheilung

Kontraindikationen:
Bei Einnahme über einen längeren Zeitraum kann es den Kupferspiegel reduzieren.

Zinc 30® (PE)

Lieferbar: Als OP mit 60 oder 180 Kapseln
Inhaltsangabe pro Kapsel: Zink als Picolinat 30 mg
Ascorbylpalmitat 4 mg
MCC

Zinc 15® (PE)

Lieferbar: Als OP mit 60 oder 180 Kapseln
Inhaltsangabe pro Kapsel: Zink als Picolinat 15 mg, MCC
Dosierung:
Normal: 1 Kapsel abends zur Mahlzeit
Maximal: mittags und abends je eine Kapsel zur Mahlzeit

Beachte: Zink ist vielleicht der klinisch wichtigste Mineralstoff. Neben der AK-Testung bietet sich die Vollblutanalyse als sicherer und relativ günstiger Test an; Serum- und Haaranalyse sind unzuverlässig!
Bei gravierendem Zink-Mangel ist die Ursachenerforschung wichtig: Schwermetalle sind die Hauptursache!

Multimineralpräparate

Mineral 650® (PE)

Dieses Multi-Mineral-Präparat ist eine Kombination chelierter Mineralien in optimal resorbierbarer Form, das so abgestimmt ist, daß die Ausgewogenheit der Absorption im Darm gewährleistet wird und die Gefahr kompetitiver Verdrängung minimiert wird.

Anwendungsmöglichkeiten:
- ▶ Anämie
- ▶ Arthritis
- ▶ Bindegewebserkrankungen
- ▶ Diabetes
- ▶ Hypertonie
- ▶ Kardiovaskuläre Krankheiten
- ▶ Mineralstoffmangel
- ▶ Breitspektrumsubstitution bei Schwermetallbelastung
- ▶ Osteoporose

Kontraindikationen:
Krankheiten der Niere, Eisenspeicherkrankheit. Kontraindikationen in Bezug auf einzelne Inhaltsstoffe beachten!

Lieferbar: Als OP mit 90 oder 180 Kapseln

Inhaltsangabe pro 6 Kapseln:	Calcium als Citrat	300 mg
	Magnesium als Citrat	250 mg
	Mangan als Aspartat	20 mg
	Zink als Picolinat	25 mg
	Kalium als Asparta	99 mg
	Kupfer als Glycinat	2 mg
	Eisen als Glycinat	10 mg
	Selen als Selenomethionin	200 mcg
	Chrom als Picolinat	200 mcg
	Vanadium als Aspartat	100 mcg
	Molybdän als Aspartat	100 mcg
	Jod als Kaliumjodid	100 mcg
	Bor als Glycinat	2 mg
	Ascorbylpalmitat	14 mg

Mineral 650® ist auch erhältlich ohne Kupfer und ohne Eisen.

Dosierung:
Normal: 3 x 1/d zu den Mahlzeiten
Maximal: 3 x 2/d zu den Mahlzeiten
Nicht gleichzeitig mit Vitamin E und Lezithin einnehmen!

Beachte: Obwohl Mineral 650® sicher reiner und hochwertiger ist als alle anderen Präparate auf dem Markt, testet es bei der AK-Testung doch in gewissen Fällen schlecht! Dies ist wahrscheinlich darauf zurückzuführen, daß besonders empfindliche Patienten am Anfang eine äußerst individuelle Substitution gewisser Einzelmineralien brauchen und erst bei klinischer Besserung auf ein Multimineralpräparat umgestellt werden können.

Säure-Basen-Haushalt

Die Therapie des Säure-Basen-Haushalts nach entsprechender Diagnose wird immer mehr zu einem unverzichtbaren Pfeiler der bio-logischen Therapie. Das am stärksten wirkende Mittel ist Natriumhydrogencarbonat (= Natriumbicarbonat $NaHCO_3$), das in einer Vielzahl von Fertigpräparaten und auch als Reinpulver in jeder Apotheke zur oralen Therapie zur Verfügung steht, aber in schwierigen Fällen und zur Akutbehandlung auch i.v. eingesetzt werden sollte (wir verwenden 250 ml 4,2%-iges $NaHCO_3$).
Sehr gut haben sich die von Rauch, basierend auf den Arbeiten von Sander und eigenen klinischen Erfahrungen, zusammengestellten Basenpulver II und III erwiesen.

Basenpulver II

$CaCO_3$	100 g
$NaHCO_3$	80 g
$KHCO_3$	10 g
Na_3P0_4	10 g
	200 g M.f.pulv.

Basenpulver III

$NaHCO_3$	105 g
$CaCO_3$	20 g
Mg-citrat	40 g
K-citrat	15 g
$KHCO_3$	10 g
Na_3PO_4	10 g
	200 g M.f.pulv.

Dosierung:
jeweils 1/4 TL 1-2/d in 0,3 l Wasser. Nicht zu den Mahlzeiten!

Beachte: Basenpulver II enthält kein Magnesium; an Basenpulver III ist insbesondere bei Magnesiummangel zu denken!

Basenbäder

Hier verwendet man am besten und billigsten einfaches Backsoda in Verbindung mit einem pH-Meßpapier für den Bereich von 1-14; Patienten mit Juckreiz oder entzündlichen oder allergischen Hauterkrankungen empfinden oft ein Basenvollbad als äußerst hilfreich. Mit Hilfe des Testpapiers sollte ein pH-Wert des Badewassers vor Beginn des Bades von mindestens pH 10 hergestellt werden.

Basengel/Basensalbe

Zur lokalen Therapie bei Ekzemen, Juckreiz, Psoriasis und anderen entzündlichen Hautzuständen haben sich diese beiden Rezepturen symptomatisch bewährt.

Basengel	**7,0%**	**Basensalbe**	
$NaHCO_3$	7,0	Natr. bicarb.	3,0
Aqua dest.	90,0	Aqua. dest.	22,0
Tylose H ad	100,0	Eucerin anhydr. ad	50,0

Dosierung:
Bei Bedarf mehrmals täglich auftragen

Weitere Basenpräparate: Hervorragend geeignet zur oralen Theapie sind auch die nach Worlitschek entwickelten Bullrich-Vital-Tabletten® (Fa. delta pronatura). Neben dem Basenpulver ist die wesentliche Trägersubstanz Kartoffelpulver; weitere Informationen siehe in den Herstellerangaben.

Inhaltsangabe pro Tablette:	Natriumbicarbonat	408 mg
	Calciumcarbonat	136 mg
	Magnesiumcarbonat	90 mg
	Kaliumcitrat	51 mg
	Natriumphosphat	25 mg

Eine Vielzahl von weiteren Mitteln wie Alkala N® sind zu empfehlen, abzuraten ist von dem häufig verwendeten Basica®, da dieses in hochlöslicher Verbindung Aluminium, Nickel und Zinn enthält!

Beachte: Auch Basenpulver und andere Basenpräparate werden – insbesondere bei empfindlichen Patienten – vorab mit AK auf Verträglichkeit getestet.

Schwermetallentgiftung und Chelattherapie

a) Diagnostik

In der Labordiagnostik der Schwermetallbelastungen hat sich in den letzten Jahren der DMPS-Test nach Daunderer eindeutig durchgesetzt. Er ist einfach, relativ billig und von hoher diagnostischer Aussagekraft.

DMPS Test nach Daunderer:

Testdurchführung:

1. Sammlung von Spontanurin I, Untersuchung auf Quecksilber und gegebenenfalls weitere Elemente, vor allem Zinn.
2. Injektion von 3 mg/kg/KG DMPS langsam i.v.; alternativ (besonders bei Kindern) 10 mg/kg/KG DMPS oral (Dimaval®).
3. Nach 45 Minuten und Trinken einer ausreichenden Wassermenge von mindestens 0,5 l Sammlung des Spontanurins II; bei oraler DMPS-Gabe Sammlung von Spontanurin II nach 120 Minuten.
4. Der Urin II wird auf Kupfer, Quecksilber und gegebenenfalls weitere toxische Elemente, vor allem Blei (Pb), Zinn (Sn) und Cadmium (Cd) untersucht.

Sowohl in Urin I als auch in Urin II wird zusätzlich die Kreateninmenge bestimmt; die entscheidenden Werte ergeben sich berechnet auf µg Element pro g Kreatenin.

Normalwerte:

Kupfer	< 500 µg/g Kreatinin
Quecksilber	< 50 µg/g Kreatinin
Zinn	< 12 µg/g Kreatinin
Blei	< 175 µg/g Kreatinin*
Cadmium	< 5 µg/g Kreatinin

* Dieser Wert ist mir persönlich viel zu hoch; ich spreche von einer Bleibelastung bei Werten ab 70 µg/g Kreatinin!

Daunderer, M.: Handbuch der Umweltgifte. Ecomed-Verlag, Landsberg 1990

In meiner Praxis wird der Urin I nicht mehr gesammelt und gemessen, und zwar hauptsächlich aus finanziellen Gründen. Die Erfahrung zeigte, – auch bei vielen Kollegen in Tausenden von Fällen – daß dies ohne weiteres gemacht werden kann, ohne wichtige Informationen zu verlieren!

In den bioenergetischen Testverfahren EAV und AK verwendet man mit sehr gutem klinischen Erfolg die Testampulle Silberamalgam D6 (Fa. Staufen Pharma). In der AK sind eindeutig positive Muskelreaktionen bei Hautkontakt mit der Testampulle Silberamalgam D6 beweisend für die „allergotoxische" Amalgambelastung. Eine weitere sehr gut einsetzbare Testampulle ist Mercurius solubilis compositum von Pascoe (siehe hierzu Pascoe-Informationen).

Selbstverständlich können nicht bei allen Patienten nur diese beiden Ampullen eingesetzt werden; in Einzelfällen ist man auf die homöopathischen Tiefpotenzen der Einzelinhaltsstoffe des Amalgams angewiesen (Mercurius, Stannum, Cuprum, Zincum, Argentum usw.).

Zur Interpretation und Kombination von Labor- und AK-Diagnostik siehe den Artikel „Diagnose- und Therapiemöglichkeiten bei Schwermetallbelastung – am Beispiel des Quecksilbers/Amalgam": W. Gerz, 1995. (Erhältlich bei AKSE, Sonnenlängstr. 2, 81369 München.)

b) Therapie

Der erste Schritt bei der Therapie der Intoxikation ist immer die Vermeidung weiterer Exposition; im Fall des Amalgams bedeutet dies die absolut vollständige Entfernung aller Amalgamfüllungen.
Zusätzlich bietet sich an:

▷ Therapie mit Lymphmitteln (siehe dort) und speziellen anderen Drainagemitteln aus Homöopathie und Phythotherapie
▷ Substitution aller fehlenden Mineralien und Spurenelemente, aber auch Vitamine (siehe dort)
▷ Behandlung mit Chelatbildnern (DMPS, DMSA, NAC)

1. *Aposhian, HV, „Aposhian MM. Meso-2,3-dimercaptosuccinic acid: chemical, pharmacological and toxicological properties of an orally effective metal chelating agent." Annu Rev Toxicol 1990; 30:279-306.*

2. *Aposhian, V, „DMSA and DMPS-water soluble antidotes for heavy metal poisoning." Ann. Rev. Pharmacol Toxicol 23 (1983) 193-215.*

3. *Mc Neil, „Chemet" Succimer. Fa. Mc-Neil, Fort Washington PA (1991).*

Wolfgang Gerz
Arzt
Naturheilverfahren-Chirotherapie

Sonnenlängstr.2
81369 München
Tel. 089/7809331
Fax 089/781928

Einnahmeschema für die Schwermetallausleitung

Bei Ihnen wurde eine Untersuchung zur Bestimmung von Schwermetallen im Körper durchgeführt (Quecksilber, Blei, Kupfer). Ihre Resultate lagen über dem Toleranzbereich von 50 µg für Quecksilber bzw. _____ für Blei, _____ für Cadmium. Dies erfordert eine weitere Ausleitungstherapie. Die Dauer der Therapie ist von der Belastungsstärke abhängig. Zur Erleichterung der notwendigen Medikamenteneinnahme haben wir für Sie dieses Schema zusammengestellt.

Medikamente	**1. Woche**	**2.Woche**
	1. Tag 2. Tag 3. Tag 4. Tag 5. Tag 6. Tag 7. Tag	8.-14. Tag
DMSA	ab 4.-14. Tag Pause!	
Mineralpräparate ________ **z.B.** ________ ________ ________ ________	– – – ab 4.-14.Tag: täglich	
Lymphtropfen **z.B.** ________ ________	durchgehend ________ täglich	
sonstige Medikamente		

Ein Zyklus dauert 2 Wochen (14 Tage); grundsätzlich keine Einnahme von Mineralstoffpräparaten an den Tagen, an denen Sie DMSA einnehmen.
Sollten Sie weitere Fragen zur Medikation haben oder sollten während der Behandlung Probleme auftreten, wenden Sie sich bitte sofort an uns!
Die nächste Kontrolluntersuchung sollte ca. _____Wochen nach dieser Ausleitungstherapie stattfinden. Bei Ihnen im Monat/in der Kalenderwoche_____

DMPS

Die Injektion von DMPS i.v. (lieferbar als Dimaval® von Heyl und Unithiol® – Ampullen aus Rußland) wird gleichzeitig zur Diagnose (siehe oben) und Therapie verwendet.
Bei oraler Gabe ist DMPS nicht optimal resorbierbar und der DMPS-Test deutlich weniger aussagekräftig.
Injektionen mit DMPS sollten nach frühestens 4-6 Wochen wiederholt werden.

DMSA

Im Gegensatz zu DMPS ist DMSA nur zur oralen Therapie erhältlich. Die Wirksamkeit ist stärker als die aller anderen vergleichbaren Chelatbildner:

DMSA > DMPS > D-Penicillamin > Acetylcystein

DMSA scheint auch leichter organisch gebundenes Quecksilber zu komplexieren; DMPS bindet leichter anorganisches Quecksilber. Es ist als „Chemet“ in den USA und Österreich zugelassen.

Wir haben seit Jahren sehr gute klinische Erfahrungen mit folgender „Schaukeltherapie“: 3 Tage DMSA – 11 Tage hochdosierte Substitution – 3 Tage DMSA – 11 Tage Substitution usw. (siehe Seite 134 !).

Unter dieser Vorgehensweise kommt es nachweislich zu einer schnellen Reduktion der Quecksilber-, Zinn- und Bleiwerte bei gleichzeitiger Korrektur evtl. nicht optimaler Mineralstoff- und Spurenelementspiegel im Körper.

NAC

N-Acetylcystein (NAC) ist der mildeste Chelatbildner und gleichzeitig ein Mucolytikum und Antioxidans.

Cystein kann das Wachstum von Candida albicans fördern, und deshalb ist bei entsprechend indizierter Gabe von NAC eine entsprechende Voruntersuchung und ggf. Therapie durchzuführen. NAC scheint nicht zu einem nennenswerten Verlust physiologischer Mineralien zu führen!
Weitere Informationen zu NAC siehe Kapitel „Aminosäuren“.

Natrium-EDTA

Natrium-EDTA ist das klassische Medikament zur Therapie der Bleiintoxikation; seit 30 Jahren wird es aber klinisch vor allem zur Therapie bei Gefäßerkrankungen und dadurch bedingten degenerativen Prozessen eingesetzt. Offensichtlich greift es massiv in den Calciumstoffwechsel ein und kann zur Rückbildung arteriosklerotischer Plaques beitragen; daneben schiebt sich als Erklärungsmechanismus für die in manchen Fällen frappierende Wirkung immer mehr die stark antioxidative Wirkung in den Vordergrund.
Weitere Informationen:
Deutsche Gesellschaft für Chelattherapie, Grote String 22, 22397 Hamburg

Edetate Disodium Injection USP® (McGuff)

Lieferbar: Als Stechflasche mit 50 ml

Inhaltsangabe pro ml:	Natrium-EDTA 150 mg, Wasser für Injektionszwecke, NaOH und HCl zur Einstellung des pH-Wertes auf 7

In der klassischen Chelattherapie wird im Regelfall mit 1,5 g Natrium-EDTA begonnen, bei guter Verträglichkeit auf 3 g pro Infusion gesteigert.
Weitere Zutaten: 250 ml Ringerlactatlösung; 1 Ampulle Magnesium und einige ml eines Neuraltherapeutikums (Procain, Lidocain etc.), jeweils optimalerweise auf Verträglichkeit getestet.

Magnesium und Lokalanästhetika reduzieren die Empfindlichkeit bei leichtem Brennen in der Vene, was manchmal vorkommt.

Weitere Informationen siehe Produktinformationen McGuff:
McGuff Company Medical Products, Santa Ana, California 92704, USA

Die Therapie der Schwermetallbelastung mit Chelatbildnern ist leicht und in den allermeisten Fällen ohne jegliche Nebenwirkungen durchzuführen, wenn die in den genannten Arbeiten geforderte saubere Diagnostik vor, während und nach der Therapie durchgeführt wird und eventuell zwischendurch bestehende Mangelzustände konsequent und hochdosiert ausgeglichen werden!

Ungesättigte Fettsäuren (EFA)

Vitamin F

„Vitamin F" ist eine veraltete, aber eigentlich immer noch sinnvolle Bezeichnung für die Gruppe der ungesättigten Fettsäuren (EFA). Sie müssen mit der Ernährung zugeführt werden und sind in der Lage, in Abhängigkeit von der Höhe der Zufuhr der einzelnen EFA-Gruppen entscheidende Stoffwechselprozesse hocheffizient zu beeinflussen. Nahrungsquellen sind vor allem Fischöle und eine große Gruppe von Samen und Keimen, die alle unterschiedliche Anteile der verschiedenen EFA's enthalten. Reduktion akuter und chronischer Entzündungsreaktionen und Immunmodulation durch orthomolekulare Therapie mit ungesättigten Fettsäuren (EFA´s) – diese fundamentale und physiologischerweise notwendige Intervention hilft bei Arthrosen, rheumatischen Erkrankungen, degenerativen Bandscheibenerkrankungen, Dermatitis, Psoriasis und anderen Erkrankungen, bei denen ein antiinflammatorischer Effekt gewünscht ist.

Physiologie der ungesättigten Fettsäuren:
Die Rolle der Fettsäuren Omega-3 und GLA

Der Behandlungsansatz basiert

a) auf der erhöhten Zufuhr von Omega-3 Fettsäuren - Eicosapentaensäure (EPA) und Docosahexaensäure (DHA) – oder ihrer diätetischen Vorläuferstufe Alpha-Linolensäure (ALA). Sie reduzieren die Synthese des Prostaglandin E2 (PGE2) und der Leukotriene der Tetraenreihe (LT 4), die beide proinflammatorisch und immunsuppressiv wirken und aus der Vorläuferstufe Linolsäure (LA) gebildet werden. Omega-3 erhöht die Bildung von Prostaglandin 3 (PGE3) und der Leukotriene der Pentaenreihe (LT5), die antiinflammatorisch und immunstimulierend wirken.
b) auf der Gabe von Gamma-Linolensäure (GLA), die zur Bildung der stark entzündungshemmenden PGE1-Serie führt.
Deshalb betrachtet man Omega-3 und GLA als synergistisch.

Nur sehr geringe Mengen von PGE2 reichen für eine normale Immunfunktion und die Differenzierung von T-Zellen aus. Die in der westlichen Welt heute übliche Ernährung führt dagegen zu einer signifikanten **Überproduktion** des entzündungsfördernden PGE2 und ist somit eine der Hauptursachen der immer mehr zunehmenden entzündlichen und degenerativen Erkrankungen. Insbesondere Margarine, Backwaren, industriell gefertigte Salatdressings und Snacks sowie Rind, Schwein und Geflügel liefernein Übermaß an Linolsäure und **Trans-Fetten** aus zu stark erhitzten bzw. hydrogenisierten oder teilweise hydrogenisierten pflanzlichen und tierischen Fetten.

Die Kombination von Leinöl und Borretschöl

Die Zufuhr einer Kombination aus Leinöl (mit 55-75% Omega-3) und Borretschöl (mit 24-27% GLA) korrigiert effektiv das Übermaß an Arachidonsäure (AA) und somit PGE2 und Leukotrienen.
Mit der Ausnahme von Nachtkerzenöl (9-12% GLA) und dem Öl aus den Samen der schwarzen Johannisbeere („Black Currant Seed Oil", 14-17% GLA) liefern die meisten linolsäurehaltigen vegetabilen Öle zu wenig für eine ausreichend hohe GLA-Produktion. Tatsächlich können aus ihnen bei gewissen Stoffwechselstörungen vermehrt AA, PGE2 und stark entzündungsfördernde Leukotriene (LT 4) gebildet werden.[16]

Leinöl dagegen, das früher das in großer Menge verzehrte „Öl des einfachen Mannes" in der westlichen Welt war, hat im Vergleich zu anderen Pflanzen- und sogar Fischölen einen extrem hohen ALA-Anteil. Leinöl ist somit die ideale vegetarische Alternative, wenn man den EPA/DHA-Gehalt im Phospholipid der Zellmembranen erhöhen möchte.
Nur durch die gleichzeitige Gabe von GLA und Omega-3 kann man eine simultane Erhöhung von PGE1 und PGE3 erzielen, die optimale antiinflammatorische Wirkung garantiert.

Studienergebnisse

Arthrosen, degenerative Gelenk- und Bandscheibenerkrankungen

Die degenerativen Veränderungen bei der altersabhängigen Arthrose sind zum Teil auf zunehmende Veränderungen der Fettsäurezusammensetzung der Chondrozyten zurückzuführen. Studien an Jungtieren zeigen hohe Anteile an Omega-9 „Mead Acid" (MA) im Phospholipid des hyalinen Knorpels und vergleichsweise niedrige Werte an Omega-6.
Adkisson et al. fanden bei Untersuchungen an menschlichem Knorpelgewebe bei der Arthrose einen drastischen Rückgang von MA und gleichzeitig einen signifikanten Anstieg von entzündungsförderndem Omega-6. Bei Personen über 25-30 Jahre ließen sich in den gewichtstragenden Gelenken nur mehr Spuren von MA nachweisen, während im nichtgewichtstragenden Rippenknorpel noch höhere MA-Werte nachweisbar waren!
Generell war auch im „ausgereiften" Knorpel das Verhältnis von MA: AA deutlich niedriger als beim jugendlichen Knorpel.[3]
In einer anderen klinischen Studie wurde 27 Patienten mit aktivierter Arthrose, die bisher unzureichend auf 1200 mg/d Ibuprofen angesprochen hatten, über sechs Monate zusätzlich EPA-Fischöl oder Placebo gegeben. Bei Versuchsende ließ man die Patienten Schmerz und die Behinderung bei Alltagsaktivitäten einschätzen: beides war in der EPA-Gruppe deutlich geringer.

Die Produktion von Entzündungsmediatoren durch Chondrozyten wird als wichtiger Faktor in der Genese von arthritischen Erkrankungen angesehen. Omega-3 und GLA, die wirksam die Bildung von AA aus Linolsäure hemmen, können dadurch gegen die Knorpelstoffwechselstörungen bei entzündlichen und degenerativen Discus- und Gelenkerkrankungen schützen.

Polyarthritis, reaktive Arthritis, Arthritis urica

Verschiedene Arthritis-Studien belegen, daß sowohl EPA/DHA wie auch GLA Morgensteifigkeit, Gelenkschmerzen und -schwellungen, Bewegungsausmaß und Müdigkeit positiv beeinflussen. Die Placebo-Gruppen zeigten jeweils keine Verbesserung oder eine Verschlimmerung der Erkrankung. In der Studie von Leventhal et al. wurde 37 Patienten über einen Versuchszeitraum von 24 Wochen entweder 1,4 Gramm GLA aus Borretschöl pro Tag oder Baumwollsamenöl als Placebo gegeben. Das Ergebnis war eindeutig: 36% weniger Gelenke mit Schmerzen, 28% weniger mit Schwellungen; das Ausmaß an Schmerzen und Schwellungen, gemessen mit einem Score, war 45% bzw. 41% reduziert.[5]

In einer früheren Studie[6] besserten 1,1 Gramm/d GLA die Synovitis bei 6 von 7 Patienten mit Polyarthritis.
Belch et al. zeigten in einer anderen Studie, daß Arthritis-Patienten durch 12-monatige Therapie mit GLA oder einer Kombination von GLA und Omega-3 signifikant weniger nichtsteroidale Antirheumatika benötigten.[7]

Im Tierexperiment an Ratten zeigte sich der synergistische Effekt von GLA und Omega-3 bei Arthritis urica: Omega-3 wirkte effektiver bei der Suppression der Fluid-Phase, GLA dagegen bei der Reduzierung der zellulären Entzündung.[8]

Auch reaktive Arthritiden nach Bakterien- oder Protozoeninfektionen können auf EFA-Therapie ansprechen. Bei Ratten mit Salmonellenarthritis verminderten sowohl Omega-3 als auch GLA in hohen Dosen die chronische Entzündungsphase.[9]

Psoriasis, Ekzemerkrankungen und Neurodermitis

17 Patienten mit aktiver Psoriasis wurden mit einer Kombination aus GLA und Omega-3 behandelt.[10] Nach vier Monaten zeigten zwei Patienten ein ausgezeichnetes, acht ein zufriedenstellendes und vier ein geringfügig gebessertes Ergebnis; bei drei Patienten gab es keine Besserung. Diese und andere Studien weisen darauf hin, daß therapeutische Dosen von GLA und EPA eine leichte bis zufriedenstellende Besserung bei Psoriasis versprechen.

Zahlreiche Studien haben atopische und Ekzemerkrankungen mit ungenügender PGE1-Produktion aus Linolsäure in Verbindung gebracht. Verringerte zelluläre Immunität und überschießende B-Zell-Reaktion, einhergehend mit erhöhter IgE- und/

oder IgG-Synthese, sollen die Folgen einer gestörten T-Zell-Differenzierung auf Grund eines PGE1-Mangels im Säuglings- und Kindesalter sein.[11]
Eine Studie an stillenden Müttern von Neurodermitis-Kindern zeigte erniedrigte GLA-Spiegel in der Muttermilch.[12] Eine Analyse von neun kontrollierten Studien über GLA-Therapie zeigte eine signifikante Überlegenheit gegenüber Plazebo bei den Bewertungskriterien Entzündung, Trockenheit, Schuppung, Juckreiz und Hautzustand insgesamt.[13]

Colitis ulcerosa
18 Patienten mit florider Colitis ulcerosa erhielten über einen Zeitraum von vier Monaten 3,2 Gramm **EPA** plus 2,16 Gramm **DHA** täglich. Sieben Patienten davon, die gleichzeitig mit Cortison behandelt werden mußten, konnten die Cortisondosis um die Hälfte reduzieren.
Die Verum-Gruppe zeigte eine 61%ige Reduktion des stark entzündungsfördernden Leukotriens B4, verglichen mit 2% in der Plazebo-Gruppe.[14]
In einer anderen Studie erhielten 11 Colitis-Patienten acht Monate lang 2,7 oder 1,8 Gramm **EPA** oder Placebo. Durchschnittlich reduzierte sich die Krankheitsaktivität um 56% in der Verum-Gruppe gegenüber 4% in der Kontrollgruppe.[15] In einer anderen dreiteiligen Studie zeigte sich Omega-3 signifikant wirkungsvoller als Plazebo, aber GLA nochmals besser als EPA.[16]

Schlußfolgerungen
Eicosenoide, Prostaglandine und Leukotriene sind die grundsätzlichen Mediatoren und Regulatoren jedes entzündlichen Geschehens, von dem jedes Körperorgan – akut oder chronisch – betroffen sein kann. Aktivierung der Arachidonsäure-Kaskade bei hohen Omega-6-Pools in der Phospholipidschicht der Zellmembran ist das gemeinsame Kennzeichen aller Entzündungen.
PGE2 wirkt entzündungsfördernd; Stimulation der PGE1-Synthese aus GLA hemmt die Entzündungsreaktion. Auch PGE3 – aus Omega-3-Fetten – wirkt entzündungshemmend, stoppt die PGE2-Produktion und modifiziert die Arachidonsäurekaskade. Die konventionelle Behandlung der meisten entzündlichen Erkrankungen bestand und besteht darin, durch Gabe nicht-steroidaler Antirheumatika (NSAR) wie Aspirin® oder Ibuprofen die PGE2-Synthese zu reduzieren. Dies reduziert zwar in den meisten Fällen wirksam die Schmerzen, hat aber häufig erhebliche, insbesondere gastrointestinale, Nebenwirkungen.

Anwendungsmöglichkeiten:
- ▶ Arthrosen, Knorpelschäden, degenerative Diskuserkrankungen
- ▶ chronische Polyarthritis, Arthritis urica, reaktive Arthritis
- ▶ entzündliche Hauterkrankungen (Ekzeme, Psoriasis, Neurodermitis)
- ▶ entzündliche Darmerkrankungen (Colitis ulcerosa, M. Crohn)
- ▶ entzündliche Immunerkrankungen (Nephritiden, MS…)

Einzelne EFA-Präparate

Black Currant Seed Oil® (PE)

Das Öl aus den Samen der Schwarzen Johannisbeere enthält 17% Gamma-Linolensäure (GLA), die in dieser Menge nur in wenigen anderen Pflanzen vorhanden ist. GLA fördert direkt und vor allem die Synthese des stark entzündungshemmenden Prostaglandin E1 (PGE1).

Lieferbar: Als OP mit 100 oder 250 Kapseln

Inhaltsangabe pro Kapsel:	Black Currant Seed Oil	500 mg

Dosierung:
Normal: 3 x 2/d
Maximal: 3 x 3/d

Flax/Borage Oil® (PE)

In diesem Präparat findet sich die beschriebene Kombination aus Leinöl und Borretsch-Öl in Verbindung mit natürlich vorkommendem ß-Carotin und Vitamin E zum Schutz der ungesättigten Fette.

Lieferbar: Als OP mit 120 oder 250 Kapseln

Inhaltsangabe pro Kapsel:	Leinsamenöl (organisch)	500 mg
	Borretschöl (organisch)	100 mg
	(Diese Öle sind frisch und ohne chemische Hilfsstoffe gepresst)	
	Omega-3	285 mg
	Omega-6	117 mg
	Omega-9	106 mg
	Gammalinolensäure (GLA)*	23 mg
	Betacarotin	150 i.u.
	Vitamin E (gemischteTocopherole)*	5 i.u.
	*natürlich vorkommend (Die Kapseln sind dunkel gefärbt mit Carob)	

Nebenwirkungen:
Bei gestörter Fettverdauung (Lipasemangel!) sollte mit einer geringen, gerade verträglichen Menge begonnen werden. Die Wirkung von Antikoagulantien kann gesteigert werden!

Dosierung:
Normal: 3 x 2/d
Maximal: 3 x 3-4/d

Beachte: Testet man mit AK die einzelnen Vitamin F-Präparate, so zeigt sich bei einzelnen Patienten immer wieder eine individuelle Reaktionsweise auf die einzelnen Präparate.
Eleganterweise gibt man natürlich das am besten Testende!
Die soviel gepriesenen Omega-3-Präparate aus Fischölen sind aus toxikologischer Sicht hochbedenklich, da sie teilweise unglaubliche Mengen an fettlöslichen Toxinen enthalten!

AK-Testmuskel: Oberer Trapezius

1. *Prog. Lipid Research, Vol.31, no.2, 1992;168-194.*
2. *Simopoulos, A, „Dietary W3 and W6 Fatty Acids: Biological Effects and Nutritional Essentiality-Proceedings of a NATP Advanced Workshop held June 20-23,1988." Plenum Press, New York, 1989.*
3. *Adkisson, HD, „Relationship of Cartilage Mead Acid Levels to Aging and Development of Osteoarthritis." Unpublished: correspondence to: Dept. of Biochemistry, Univ.of So.Carolina, Columbia, SC 29206.*
4. *Fish Oil in Osteoarthritis (editorial). The Lancet Aug. 26, 1989; 503.*
5. *Treatment of Rheumatoid Arthritis wirh Gammalinolenic Acid. Annale of Internal Med, Vol. 119. 1993; 867-73.*
6. *lbid.*
7. *Belch J, et al., „Effects of Altering Dietary EFAs on Requirements for Non-Steroidal Anti-Inflammatory Drugs in Patients with Rheumatoid Arthritis." Arth Rheum Die1988; 47:96.*
8. *Tate CA, et al., „Suppression of Monosodium Urate-Induced Acute Inflammation by Diets Enriched with Gammalinolenic Acid and Eicosapentaenoic Acid." Arth Rheum 1988; 31:1543.*
9. *Karmali, RA., „Effect of Dietary Fatty Acids on Experimental Manifestation of Salmonella associated Arthritis in Rats." Prost Leuc and Med 19987; 29:199.*
10. *Kragballe, K., „Dietary Supplementation with a Combination of n-3 and n-6 Fatty Acids Improves Psoriasis." Acta Dem Veneral 1989; 69:265.*
11. *Melnik, BC, et al., „Is the Origin of Atopy Linked to Deficient Conversion of n-6 Fatty Acids to PGE1?" Amer Acad Derm 1989; 21:557.*
12. *Wright, S, „Breast Milk Fatty Acids in Mothers of Children with Atopic Eczema." Br J. Nut 1989; 62:693.*
13. *Morse, PF, et.al., Br J Derm 1989; 121:75-90.*
14. *Am J Gastroenterology April, 1992;87 (4):432-33.*
15. *Annals of Int Med April 15, 1992; 116(8):609-14.*
16. *Hebener, O, „Fundamente der Hoffnung." London/Worms 1996, ISBN 3-88-572-6.*

Vitamine

Vitamin A

Vitamin A hat als Bestandteil des Sehpigments Rhodopsin und Schutzstoff für das gesamte Ektoderm wesentliche Auswirkungen auf die Augenfunktion und die Integrität aller epithelen Gewebe. Außerdem ist Vitamin A, wie auch seine Vorläuferstufe Betacarotin (siehe dort) ein wirksames Antioxidans.
Vitamin A-Mangel merkt man fast immer an Beeinträchtigungen des Nacht- und Dämmerungssehens; hinzu kommt im Bereich aller Schleimhäute eine erhöhte Anfälligkeit.

Anwendungsmöglichkeiten:
- ▶ Akne
- ▶ Antioxidans
- ▶ Epithelschutz
- ▶ Infektabwehr
- ▶ Keratosis follicularis
- ▶ Krebstherapie
- ▶ Nachtblindheit
- ▶ Krampfadern
- ▶ Schwangerschaft

Kontraindikationen:
Beginnende rheumatische Beschwerden bzw. bestehende Arthrosen
Überdosierung in der Schwangerschaft unbedingt vermeiden: In den ersten drei Monaten nicht mehr als 8000 I.E. pro Tag.

Vitamin A® (PE)

Lieferbar: Als OP mit 100 Kapseln
Inhaltsangabe pro Kapsel: 25.000 I.E.
Dosierung:
Normal: 1 x 1/d. Für die ersten drei Monate der Schwangerschaft ist das Präparat zu hoch dosiert; hier sollte auf ein Multivitamin- und Mineralstoffpräparat ausgewichen werden!

Beachte: Vitamin A wird bei gewissen epithelialen Tumoren bewußt hoch überdosiert, bis es zur Epithelabschilferung kommt. Diese Überdosierungswirkung ist natürlich im Normalfall unbedingt zu vermeiden!

AK-Testmuskeln: Popliteus, PMS

Vitamin B-Komplex

B-Vitamine sind entscheidend wichtig im Fett- und Proteinstoffwechsel. Als Komplex bilden sie die Hauptnährstoffaktoren für die Nervenzellen und sind somit vielleicht die wichtigsten orthomolekularen Substanzen für das Nervensystem. Sie sind an der Aufrechterhaltung des Muskeltonus im Gastrointestinaltrakt beteiligt und ebenso unerläßlich für die Integrität von Haut, Haar und Leber.

Anwendungsmöglichkeiten:
- ▶ Angstzustände
- ▶ Arteriosklerose
- ▶ Dermatitis
- ▶ Diabetes
- ▶ Dysmenorrhoe
- ▶ Erschöpfung
- ▶ Hepatitis
- ▶ Kardiovaskuläre Krankheiten
- ▶ Neuritis
- ▶ Neuropathien
- ▶ Prämenstruelles Syndrom
- ▶ Zirrhose

Kontraindikationen:
Überempfindlichkeit gegen die angegebenen Inhaltsstoffe

B-Complex Plus® (PE)

Lieferbar: Als 0P mit 60 Kapseln

Inhaltsangabe pro Kapsel: Thiamin HCl (B1) 100 mg, Riboflavin HCl (B_2) 5 mg, Riboflavin-5-phosphat 10 mg (Aktiviertes B_2), Niacin amid 100 mg, Pyridoxin HCl (B_6) 10 mg, Pyridoxal-5-phosphat 10 mg (Aktiviertes B_6), Pantothensäure 100 mg, (Calciumpantothenat) (B_5), Cyanocobalamin (B_{12}) 400 mcg, Folsäure 400 mcg, Biotin 400 mcg, Ascorbylpalmitat 9 mg

Dosierung:
Normal: 1-2 x 1/d zu den Mahlzeiten
Maximal: 3 x 1/d zu den Mahlzeiten

AK-Testmuskel: Quadrizeps, Oberer Trapezius, PMS

Vitamin B_3 = Niacin

Als Coenzym wirkt Niacin bei der Aufschließung und Verwertung von Fetten, Proteinen und Kohlenhydraten. Es wirkt cholesterinsenkend. Niacin ist an der Synthese der Sexualhormone, der Haut und Gewebestrukturen des Verdauungstraktes beteiligt. Niacitol® wird von den allermeisten Patienten sehr gut vertragen und verursacht im Gegensatz zu anderen Niacinformen kaum jemals die typischen Nebenwirkungen wie Flush oder Gastroenteritis.

Anwendungsmöglichkeiten:
- ▶ Arteriosklerose
- ▶ Arthritis
- ▶ Claudicatio intermittens
- ▶ Diabetes I und II
- ▶ Dermatitis
- ▶ Hyperlipidämie
- ▶ Hypertonie
- ▶ Hypoglykämie
- ▶ Kopfschmerzen (Migräne)
- ▶ Morbus Menière
- ▶ Nervenentzündung
- ▶ Raynaud-Syndrom

Kontraindikationen:
Hepatische Dysfunktionen (häufige Leberfunktions- und Blutzuckertests empfohlen)
frische Magenulcera

Niacitol® (PE)

Lieferbar: Als OP mit 60 oder 120 Kapseln
Inhaltsangabe pro Kapsel: Niacin 500 mg als 625 mg Inositolnicotinat, Ascorbylpalmitat 15 mg, MCC

Dosierung:
Normal: 3 x 1/d zu den Mahlzeiten
Maximal: 3 x 2/d zu den Mahlzeiten

AK-Testmuskel: Nackenflexoren und -extensoren, SCM, Glutaeus maximus

Vitamin B_6 = Pyridoxal-5-Phosphat

Pyridoxal-5-Phosphat (P-5-P) ist das aktive Stoffwechselprodukt von Pyridoxin und die vorherrschende Form von B6 im Plasma. Pyridoxin wird in der Leber zu P-5-P durch ein zinkabhängiges Enzym umgewandelt. P-5-P wird für die Absorption von B_{12} und Magnesium, die Produktion von Magensäure sowie für die Produktion von Antikörpern und roten Blutkörperchen benötigt. Es ist ein wichtiges Co-Enzym für den Kohlenhydrat-, Fett- und Proteinstoffwechsel und dient der Verlängerung von essentiellen Fettsäuren. P-5-P ist für die Produktion von Antikörpern und Erythrozyten notwendig. Es erleichtert die Freisetzung von Glykogen aus der Leber und den Muskeln zur Energieproduktion. P-5-P trägt zur Aufrechterhaltung des Natrium- und Kalium-Haushaltes bei, der die Körpersäfte reguliert und die normalen Funktionen der Nerven und der Skelettmuskulatur fördert.

Anwendungsmöglichkeiten:

- Anämie
- Asthma
- Bei Einnahme von Kontrazeptiva
- Carpaltunnelsyndrom
- Dermatitis
- Diabetes
- Kardiovaskuläre Krankheiten
- Nervenentzündung
- Neuropathien
- Nierensteine
- Ödeme
- Prämenstruelles Syndrom und Dysmenorrhoe
- Schwangerschaftsübelkeit
- Stress und Angstzustände
- Unterstützung des Immunsystems

P-5-P 50® (PE)

Lieferbar: Als OP mit 60 oder 180 Kapseln

Inhaltsangabe pro Kapsel:	Pyridoxal-5-phosphat	50 mg
	Ascorbylpalmitat	3 mg
	MCC	

Dosierung:

Normal: 1 x 1/d zu den Mahlzeiten
Maximal: 2 x 1/d zu den Mahlzeiten

Vitamin B_{12} und Folsäure

Die isolierte Gabe von Vitamin B_{12} ist ein Muß bei einem gesicherten Nachweis einer perniziösen Anämie. In diesem Fall ist die Gabe von Folsäure kontraindiziert. Da es sich in diesem Fall primär um eine Resoptionsstörung handelt, ist die parenterale Gabe die Therapie der Wahl.

Es gibt verschiedene Injektionspräparate auf dem Markt; wir verwenden B_{12}-Ampullen von Pascoe.

Dosierung:
Normal: 1-2 mal wöchentlich eine Ampulle bis zur Normalisierung der Blutwerte
Erhaltungsdosis: ca. 1 Ampulle pro Monat.

B_{12} Folic® (PE)

Einen erhöhten Bedarf an Vitamin B_{12} und/oder Folsäure haben besonders Personen mit schlechter Absorption, Schwangere und Frauen, die Kontrazeptiva einnehmen. Die beiden Nährstoffe sind auch bei der Behandlung von speziellen neuropsychiatrischen Störungen wichtig.

Anwendungsmöglichkeiten:
- ▶ Angstzustände
- ▶ Arteriosklerose
- ▶ Dermatitis
- ▶ Diabetes
- ▶ Dysmenorrhoe
- ▶ Einnahme von Kontrazeptiva
- ▶ Erschöpfung
- ▶ Hepatitis
- ▶ Kardiovaskuläre Krankheiten
- ▶ Neuritis
- ▶ Neuropathien
- ▶ Prämenstruelles Syndrom
- ▶ Schlaflosigkeit
- ▶ Schwangerschaft
- ▶ Zirrhose

Lieferbar: Als OP mit 60 Kapseln

Inhaltsangabe pro Kapsel:	Cyanocobalamin (B_{12})	800 mcg
	Folsäure	800 mcg
	Ascorbylpalmitat	2 mg
	MCC	

Dosierung:
Normal: 1 x 1/d zu den Mahlzeiten
Maximal: 2 x 1/d zu den Mahlzeiten

Folate® (PE) Folsäure-Kapseln

Folsäure ist das Vitamin, an dessen Mangel heutzutage die meisten Menschen leiden. Es wirkt mit Vitamin B_{12} und Ascorbinsäure beim Aufschließen und Verwerten von Proteinen. Folsäure ist ein wichtiger Baustein für Wachstum und Zellerneuerung: Sie ist das Schlüsselvitamin der DNA-Repair-Mechanismen und verhindert bei ausreichend hochdosierter Gabe während der Schwangerschaft praktisch alle Neuralrohrdefekte (Spina bifida u.a.).
Folsäure ist notwendig für die Bildung der roten und weißen Blutkörperchen, stimuliert die Produktion von Magensäure und wird zur Bildung von Nukleinsäuren und Umwandlung von Homocystein zu Methionin benötigt. Schon vor dem klassischen Erscheinungsbild von Anomalien des roten Blutbildes deuten so allgemeine Symptome wie Depression, Glossitis, Cheilose, Gingivitis, Cervixdysplasie, megaloblastische Anämie und reduzierte Aktivität der weißen Blutkörperchen auf einen Folsäuremangel hin.
Antikonvulsiva, Östrogene, Alkohol und die Einnahme von Kontrazeptiva tragen zu Folsäuremangel bei.

Anwendungsmöglichkeiten:
- ▶ Arteriosklerose
- ▶ Cervixdysplasie
- ▶ Depressionen
- ▶ Einnahme von Kontrazeptiva
- ▶ Gingivitis
- ▶ Megaloblastische Anämie
- ▶ Neuropsychiatrische Störungen
- ▶ Östrogentherapie
- ▶ Parodontose
- ▶ Restless legs
- ▶ Schwangerschaftsprophylaxe (gegen Neuralrohrdefekte)
- ▶ Stress

Kontraindikationen:
Unverträglichkeit gegen die Wirksoffe, perniziöse Anämie

Achtung: Folsäure ist unwirksam bei der Behandlung der aplastischen, normozytären und perniziösen Anämie. Die Verabreichung von Folsäure kann die Diagnose einer perniziösen Anämie verschleiern und so das Fortschreiten der neurologischen Folgen eines B_{12}-Mangels ermöglichen.

Lieferbar: Als OP mit 60 Kapseln

Inhaltsangabe pro Kapsel:	Folsäure	800 mcg
	Ascorbylpalmitat	2 mg
	MCC	

Dosierung:
Normal: 1 x 1/d zu den Mahlzeiten
Maximal: 2 x 1/d zu den Mahlzeiten

Folic Acid Liquid® (PE)

Lokale Anwendung von hochdosierter Folsäure wird erfolgreich bei der Behandlung der Parodontose eingesetzt und wirkt heilend bei entzündetem und infiziertem Zahnfleisch.

Experimentelle Studien:
60 Patienten mit sichtbarer Gingivitis spülten eine Minute täglich mit 5 ml 0,1%iger folsäurehaltiger Lösung (1mg/ml) oder einem Placebo. Nach vier Wochen war eine deutliche Besserung der Gruppe, die mit Folsäure-Mundwasser spülten, gegenüber der Gruppe der Placebo-Mundwasser zu erkennen. (Pack, A.R., „Folate mouthwash: Effects on established gingivitis in periodontal patients." Journal of Clinical Periodontology, 11:619-28, 1984.)
Zwei Wochen nach lokaler Anwendung von 1%iger-Folsäure-Mundspülung wurde bei schwangeren Patientinnen eine deutliche Verbesserung des Zahnfleisches beobachtet. (Pack, A.R., Thomson, M.E. „Effects of topical and systemic folic acid supplementation on gingivitis in pregnancy" Journal of Clinical Periodontology, 7:402-14, 1980.)
30 Patienten mit normalem Folsäurespiegel im Blut spülten täglich ihren Mund mit 5 ml einer 1%igen-Folsäurelösung oder Placebo. Nach 60 Tagen wurde eine deutliche Verbesserung des Zahnfleisches, verglichen mit Kontrolluntersuchungen, beobachtet.

(Vogel, R.I., et al. „The effects of topical application of folic acid on gingival health." Journal of Oral Medicine, 33:20-22, 1978.)

Indikationen:
▷ Gingivitis
▷ Parodontose

Lieferbar: Als Tropfen (120 ml/300 mg) mit je 5 Tr. = 800 mcg Folsäure in 5 Tropfen

Achtung: Nur zur Mundspülung verwenden, dann ausspucken! Nicht schlucken!

Dosierung:
Normal: 10 Tropfen täglich in 5 ml Wasser, aufgeteilt auf 2-3 Spülungen
Maximal: 20 Tropfen täglich in 5 ml Wasser, aufgeteilt auf 2-3 Spülungen

Beachte: Auch deutsche Zahnärzte konnten die Erfahrungen der amerikanischen Studien bestätigen: Flüssige Folsäure wirkt tatsächlich bei bestimmten Parodontosefällen. Ein Versuch ist immer indiziert; eine positive Wirkung zeigt sich innerhalb von zwei bis drei Wochen. Es gibt leider keine sicheren Kriterien, die im voraus auf Wirksamkeit oder Unwirksamkeit schließen lassen. Im AK-Test reicht die Verträglichkeit des Präparates (en-bloc-Testung); optimal ist die von Meierhöfer* erarbeitete Vorgehensweise zur PA-Sanierung.

AK-Testmuskel für B_{12} und Folsäure: Tensor Fasciae latae

* Literatur bei ICAK-D oder IÄAK!

Vitamin C

Vitamin C ist sicher die am besten untersuchte orthomolekulare Substanz mit wahrscheinlich auch den meisten physiologischen Wirkungen:

▷ Bildung und Aufrechterhaltung der interzellulären Grundsubstanz und von Collagen sowie des Hautgewebes, der Bänder und Knochen
▷ Beschleunigung von Heilungsprozessen
▷ Neubildung roter Blutkörperchen (Erythrozytenreifung, Eisenresorption, Umwandlung von Folsäure in die aktive Form Folinat)
▷ Hochwirksames Antioxidans
▷ Stimulierung der Leukozyten
▷ Stimulierung der Immunglobulinsynthese
▷ Stimulierung des Komplementsystems
▷ Stimulierung der Interferonsynthese
▷ Stimulierung der Prostaglandinsynthese
▷ Unschädlichmachen von karzinogenen und toxischen Substanzen
▷ Senkung des LDL-Cholesterols im Blut
▷ Erhöhung des HDL-Cholesterolgehalts im Blut
▷ Senkung der Triglyceride im Blut
▷ Stimulierung der Produktion von Nebennierenrindenhormonen
▷ Abbau und Ausscheidung von Histamin
▷ Synthese des Carnitins

Anwendungsmöglichkeiten:

▶ Arteriosklerose
▶ Diabetes
▶ Förderung von Heilungsprozessen
▶ Hyperlipidämie
▶ Immunstimulation
▶ Infektionen
▶ Krampfadern
▶ Parodontose
▶ Postoperativ und nach Verletzungen
▶ Retinopathien

Kontraindikationen:

Niereninsuffizienz

Nebenwirkungen:

Die einzig sicher bekannte Nebenwirkung ist bei Überdosierung Durchfall. Die Dosierung sollte dann bei oraler Gabe reduziert werden; bei entsprechender klinischer Indikation (z.B. akuter Virusinfekt oder massive Allergie) ist auf i.v. Gabe umzustellen.

Orale Gabe

Dosierung für alle oralen Vitamin- C-Präparate:
1-10 g/d über den Tag verteilt mit viel Flüssigkeit!

Ascorbinsäure Pulver

Diese einfachste und billigste Form ist in jeder Apotheke erhältlich.

Achtung: Bei empfindlichen Patienten muß daran gedacht werden, daß es auch die „reine" Ascorbinsäure in unterschiedlichen Reinheitsformen gibt!

Pure Ascorbic Acid (1000 mg)® (PE)

Bei diesem Produkt ist die reinste erhältliche Form von Vitamin C in Kapseln zu je 1g abgefüllt; für viele Patienten sind auf diese Weise hohe Dosen leichter zu nehmen!

Lieferbar: Als OP mit 90 oder 250 Kapseln

Inhaltsangabe pro Kapsel:	Ascorbinsäure	1000 mg
	Ascorbylpalmitat	20 mg

Buffered Ascorbic Acid (500 mg)® (PE)

Diese spezielle Form von Ascorbinsäure ist gepuffert auf einen fast neutralen pH-Wert. Besonders empfindliche Patienten und solche mit genereller Übersäuerung sollten Vitamin C in dieser Form erhalten!

Lieferbar: Als OP mit 90 oder 250 Kapseln oder als Pulver

Inhaltsangabe pro Kapsel:	reine Ascorbinsäure	500 mg
	Calcium (ascorbat)	520 mg
	Magnesium (ascorbat)	340 mg
	Kalium (ascorbat)	140 mg
	Ascorbylpalmitat	20 mg

Ascorbyl Palmitate® (PE)

Dies ist eine sehr gut resorbierbare fettlösliche Form von Vitamin C. Anders als die wasserlöslichen Formen von Vitamin C kann es in der Lipidmembran der Zelle gespeichert werden.

Lieferbar: Als OP mit 90 oder 180 Kapseln

Inhaltsangabe pro Kapsel:	Ascorbylpalmitat	500 mg

Parenterale Gabe

Dosierung:
Normal: 10 g Vitamin C in 100 ml Kochsalz
Maximal: 20-50 g Vitamin C/d in 500 ml NaCl-Lösung
Bei Aids-Patienten wird sogar mit gutem Erfolg mit Dosierungen bis über 100 g/d, infundiert über mehrere Stunden, gearbeitet (Cathcart).

Vitamin C (McGuff)

Als Stechflasche mit 10 ml; dies ist das billigste und weltweit am meisten eingesetzte Präparat.

Inhaltsangabe pro ml:	Ascorbinsäure 500 mg, Wasser mit 0,025% Natrium-EDTA $NaHCO_3$, gepuffert auf pH 5,5-7,0

Vitamin C-Injektopas® 7,5 g (Pascoe)

Dies ist das reinste Präparat, ohne Konservierungsstoffe. Eine Injektionsflasche mit 50 ml enthält 7,5 g Vitamin C. Sonstige Bestandteile: Natriumhydrogencarbonat, Wasser für Injektionszwecke.

Beachte: Vitamin C ist die therapeutische Substanz der Zukunft. Die Wirkungen sind bei hochdosierter Applikation phantastisch. Vitamin C ist das klassische Beispiel dafür, daß die Schulmedizin auf der einen Seite die entsprechende Grundlagenforschung macht, andererseits aber die Ergebnisse derselben in der Klinik nicht anwendet!

AK-Testmuskeln: Deltoideus, Serratus

Die derzeit komplettesten Informationen zu Vitamin C sind erhältlich von der Fa. Pascoe, 35337 Gießen!

Vitamin E

Vitamin E ist ein sehr wichtiger Nährstoff, der aufgrund seiner antioxidativen, freie Radikale neutralisierenden Funktion immer mehr an Bedeutung gewinnt. Freie Radikale sind normale Nebenprodukte der Zellaktivität und dienen wichtigen Körperfunktionen. Durch bestimmte Lebens- und Eßgewohnheiten, medizinische Therapien und Umweltbelastungen kann es zu einem Überschuß an freien Radikalen kommen, was vermehrt Zellschädigungen hervorruft und das Risiko von vorzeitigem Altern, Krebs, grauem Star, kardiovaskulären sowie einer Reihe anderer degenerativer Krankheiten erhöht.

Eine angemessene Zufuhr von Vitamin E:

- ▶ schützt die Integrität der Zellmembranen
- ▶ verringert die Entwicklung degenerativer Erkrankungen
- ▶ verhindert damit die Umwandlung von Sauerstoff in toxisches Peroxid
- ▶ fördert die Zellatmung der Muskeln (besonders der Herz- und Skelettmuskeln)
- ▶ hilft bei Entgleisungen des Prostaglandinstoffwechsels
- ▶ erweitert die Blutgefäße
- ▶ hemmt die Koagulation und Thrombozytenaggregation

Indikationen:

- ▷ Altersimmunschwäche
- ▷ Arthritis
- ▷ Autoimmunkrankheiten
- ▷ Diabetes
- ▷ Extrem niedrige HDL-Spiegel
- ▷ Kardiovaskuläre Krankheiten
- ▷ Katarakt
- ▷ Krampfadern
- ▷ Menopause
- ▷ Nächtliche Wadenkrämpfe
- ▷ Phlebitis
- ▷ Prämenstruelles Syndrom
- ▷ Schutz vor Umweltgiften
- ▷ Thrombozytenaggregationshemmer
- ▷ Verschiedene Hautleiden
- ▷ Vorzeitiges Altern
- ▷ Zur Erhöhung der Wirkweise bei Vitamin-A-Therapie
- ▷ Zur Vorbeugung von Grauem Star und Makuladegeneration
- ▷ Zystische Mastopathie

Kontraindikationen:

Vorsicht bei gleichzeitiger Einnahme von Antikoagulantien, da es die Wirkung verstärkt! Cholestyramin und Sucralfat verringern die Vitamin E-Absorption, daher sollte Vitamin E mindestens eine Stunde vor oder zwei Stunden nach diesen Präparaten eingenommen werden.

d-alpha-tocopherol® (PE)

Lieferbar: Als OP mit 90 oder 180 Kapseln

Inhaltsangabe pro Kapsel:	d-Alpha Tocopherol (Vitamin E)	400 I.E.

Dosierung:

Normal: 1 x 1/d zu den Mahlzeiten

Maximal: 3 x 1/d zu den Mahlzeiten

Multi-Vitamin-und Mineralstoffpräparate

Nutrient 950®/Nutrient 280® (PE)

Diese kompletten Multi-Präparate enthalten biologisch hochwirksame Vitamine, Mineralien und Spurenelemente, die alle körperlichen Funktionen unterstützen und somit eine optimale Nahrungsmittelergänzung sind.

Die Mineralstoffe und Spurenelemente liegen in Bindungen von besonders hoher Bioverfügbarkeit vor, weshalb diese Präparate geeignet sind für ältere Personen, akut und chronisch Erkrankte, aber auch für alle, die eine optimale Nahrungsergänzung erreichen wollen. Die sorgfältig gewählte und höchst hypoallergene Zusammensetzung wird auch von äußerst sensiblen Patienten gut vertragen.

Das Präparat Nutrient 280® ist besonders geeignet für Patienten, die nur kleine Kapseln eines kompletten Multivitamin- und Mineralstoffpräparates in niedriger Dosierung benötigen, z.B. Kinder.

Anwendungsmöglichkeiten:

- ▶ Allgemeine Nährstoffunterstützung aller Körperfunktionen
- ▶ Klinisch ökologische Krankheiten
- ▶ Postoperative Erholungsphase
- ▶ Schwangerschaft und Stillzeit

Kontraindikationen:

Unverträglichkeiten gegen einen oder mehrere der angegebenen Inhaltsstoffe. Insbesondere ist bei Eisenspeicherkrankheit und der Kupferspeicherkrankheit (Morbus Wilson) natürlich die Gabe der jeweiligen Elemente kontraindiziert. Deshalb stehen die unten genannten Präparate jeweils ohne die genannten Einzelsubstanzen zur Verfügung.

Dosierung für Nutrient 950® und Nutrient 280®:

Normaldosis: 1-3 x 1/d mit den Mahlzeiten
Maximaldosis: 3 x 2/d mit den Mahlzeiten

Nutrient 950® und 280® sind auch erhältlich ohne Eisen bzw. ohne Kupfer und Eisen:
Nutrient 950/280 ohne Kupfer und Eisen®
Nutrient 950/280 ohne Eisen®

Nutrient 950® (PE)		Nutrient 280® (PE)	
Vitamin A.	10 000 I.E.	Vitamin A	3 000 I.E.
Beta-Caroten	15 000 I.E.	Beta-Caroten	4 500 I.E.
Vitamin D_3	200 I.E.	Vitamin D_3	60 I.E.
d-alpha-Tocopherol-succinat (Vitamin E)	400 I.E.	d-alpha-Tocopherol-succinat (Vitamin E)	120 I.E.
Ascorbinsäure	1 000 mg	Ascorbinsäure	300 mg
Thiamin HCl (B_1)	100 mg	Thiamin HCl(B_1)	30 mg
Riboflavin HCl (B_2)	25 mg	Riboflavin HCl (B_2)	7.5 mg
Riboflavin-5-phosphat (Aktiviertes B_2)	25 mg	Riboflavin-5-phosphat (Aktiviertes B_2)	7.5 mg
Niacinamid	100 mg	Niacinamid	30 mg
Inositol Hexaniacinat (No-flush-Niacin)	90 mg	Inositol Hexaniacinat	27 mg
Pyridoxin HCl (B_6)	25 mg	Pyridoxin HCl (B_6)	7.5 mg
Pyridoxal-5-phosphat (Aktiviertes B_6)	25 mg	Pyridoxal-5-phosphat (Aktiviertes B_6)	7.5 mg
Pantothensäure (Calciumpantothenat) (B_5)	400 mg	Pantothensäure (Calciumpantothenat) (B_5)	120 mg
Hydroxocobalamin (B_{12})	1 000 mcg	Hydroxocobalamin (B_{12})	300 mcg
Folsäure	800 mcg	Folsäure	240 mcg
Biotin	800 mcg	Biotin	240 mcg
Calcium als Citrat	300 mg	Calcium als Citrat	90 mg
Magnesium als Citrat	200 mg	Magnesium als Citrat	60 mg
Mangan als Aspartat	20 mg	Mangan als Aspartat	6 mg
Zink als Picolinat	25 mg	Zink als Picolinat	7.5 mg
Kalium als Aspartat	99 mg	Kalium als Aspartat	30 mg
Kupfer als Glycinat	2 mg	Kupfer als Glycinat	600 mcg
Eisen als Glycina	10 mg	Eisen als Glycinat	3 mg
Selen als Selenomethionin	200 mcg	Selen als Selenomethionin	60 mcg
Chrom als NiChrom	200 mcg	Chrom als NiChrom	60 mcg
Vanadium als Aspartat	200 mcg	Vanadium als Aspartat	60 mcg
Molybdän als Aspartat	100 mcg	Molybdän als Aspartat	30 mcg
Iod als Kaliumjodid	200 mcg	Iod als Kaliumjodid	60 mcg
Bor als Glycinat	2 mg	Bor als Glycinat	600 mcg

(Inhaltsangabe für je 6 Kapseln)

Ultra Nutrient® (PE)

Zusätzlich zu den Inhaltsstoffen von Nutrient 280® bzw. 950® sind noch folgende Pflanzen und Antioxidantien enthalten:

Taurin	100 mg
CoQ $_{10}$	50 mg
Reduziertes Glutathion	50 mg
Crataegus	100 mg
Ingwer	100 mg
Silybum marianum	100 mg
Curcuma longa	100 mg

Diagnose, Symptome und Therapeutika: Denkanstöße in Tabellenform

Diagnose/Symptom:	Denke an:
Achlorhydrie	Säure-Basen-Haushalt Pflanzliche Stimulation (Amara) Carboanhydrase ist zinkabhängig!
Akne	Vitamin A Zink Candida! Schweinefleisch meiden! Nahrungsmittel-Allergien
Alkoholismus	B-Komplex Magnesium
Allergien	Dysbiose/Candida! Nahrungsmittel-Allergene identifizieren und meiden! Amalgam und andere Intoxikationen behandeln! Säure-Basen-Haushalt Adrenal® ADR® A.I. Formula® Antioxidant Formula® Methionin Mangan Quercetin Zink
Altersbedingte Leiden	Antioxidantien Coenzym Q_{10} Ginkgo d-Alpha-Tocopherol
Anämie	Mineral 650® Eisen Folsäure Kupfer Magnesium Vitamin B_6 Vitamin B_{12}

Diagnose/Symptom:	Denke an:
Anämie (hypochrome)	Eisen
Anämie (megaloblastische)	Folsäure
Anämie (perniziöse)	Vitamin B_{12}
Anfallsleiden	Taurin
Angina	Immuntherapeutika
Angina pectoris	Coenzym Q_{10} Magnesium Säure-Basen-Haushalt Stress
Angstzustände	Nebenniere! Folsäure B-Komplex Vitamin B_{12} Magnesium P-5-P
Antimykotikum	A.C. Formula® Ampho-moronal® Kaprycidin® Nystatin Undecyn® Homöopathika
Antioxidans	Antioxidant Formula® Betacarotin Bioflavonoide Coenzym Q_{10} Chelattherapie Vitamin A Vitamin E
Aphten	Amalgam! Mercurius Zink
Arteriosklerose	B-Komplex Folsäure Ginkgo Mangan Niacitol Vitamin C Eiweißfasten

Diagnose/Symptom:	Denke an:
Arrhythmie	CV forte® Kalium Kalium/Magnesium Magnesium Taurin
Arthritis	A.I. Formula® Antioxidant Formula® Black Currant Seed Oil® Bromelain +Cal+® Calciumcitrat Calciumcitrat/-malat Calcium/Magnesium Flax/Borage Oil® Mangan Mineral 650® Niacitol Olibanum® Quercetin Selen Traumeel® Vitamin E Ursachen suchen! Säure-Basen-Haushalt Dysbiose Herde Amalgam
Arthrose	Black Currant Seed Oil® Flax/Borage Oil® Glucosamin-Sulfat Zeel®
Asthma	A.I. Formula® Magnesium Mangan L-Methionin NAC Olibanum® P-5-P Quercetin

Diagnose/Symptom:	Denke an:
Autoimmunstörungen	Ursache suchen! Amalgam Dysbiose A.I. Formula® Antioxidant Formula® Vitamin E
Bindegewebsschwäche	Mangan Vitamin C
Bronchitis	Immuntherapeutika Bromelain NAC Quercetin
Bursitis	Bromelain Glucosamin-Sulfat Traumeel®
Carpaltunnelsyndrom	P-5-P Traumeel®
Cervixdysplasie	Folsäure
Chemische Belastungen	Ursachen meiden! Darm entlasten Antioxidant Formula® LVR Formula®
Cholecystitis	LVR Formula® Homoöpathika
Claudicatio intermittens	Chelattherapie Ginkgo Niacitol®
Colitis, Darmkrankheiten	Black Currant Seed Oil®
Darmflora, Wiederaufbau der	DGL Plus® Flax/Borage Oil® Magnesium Quercetin Vital Dophilus® Weitere Präparate: siehe Kapitel „Dysbiose“

Diagnose/Symptom:	Denke an:
Depressionen	Folsäure Magnesium L-Methionin® Vitamin B_6
Dermatitis	Dysbiose/Candida Amalgam Nahrungsmittelallergien Säure-Basen-Haushalt A.I. Formula® B-Komplex Betacarotin Niacitol P-5-P Quercetin Vitamin B_{12}
Diabetes	B-Komplex Chrom FOS® Kalium Magnesium Mangan Mineral 650® Niacitol P-5-P Säure-Basen-Haushalt Vitamin B_{12} Vitamin C Vitamin E Zink
Dialyse	L-Carnitin
Diarrhoe	Ursache behandeln! Mineralien substituieren siehe Kapitel „Dysbiose“
Drogenentzug (Coffein, etc.)	Adrenal® ADR Formula®
Dysmenorrhoe	Darm entlasten! B-Komplex Bio-Gyn® Bromelain

Diagnose/Symptom:	Denke an:
	Calciumcitrat Calciumcitrat/-malat Calcium/Magnesium Magnesium P-5-P Progesteron Homöopathika
Ekzeme	Säure-Basen-Haushalt Candida/Dysbiose Selen
Enteritiden	Ursache! DGL Plus® Dysbiose!
Entzündungen	A.I. Formula® Bromelain Traumeel®
Epithelschutz	Vitamin A
Erschöpfungszustände	Adrenal® ADR Formula® B-Komplex Eisen Ginseng comp.® Kalium Kalium/Magnesium Magnesium Vitamin B_{12} Zink
Gallenblasen-funktionsstörungen	LVR Formula® Taurin Diät Homöopathika NM-Allergien
Gastritis	Säure-Basen-Haushalt Diät Stress DGL Plus® Formula SF 734®

Diagnose/Symptom:	Denke an:
Gefäßerkrankungen, degenerative	Chelattherapie Bilberry® Ginkgo
Gelenkschmerz/-entzündung	A.I. Formula® Glucosamin-Sulfat Olibanum® Traumeel® Zeel®
Gicht	Diät! Säure-Basen-Haushalt Bromelain Quercetin
Gingivitis	Säure-Basen-Haushalt Amalgam Coenzym Q_{10} Folsäure
Grauer Star, diabetischer	Bilberry® Quercetin Selen Vitamin E
Hauterkrankungen, entzündliche	Black Currant Seed Oil® Flax/Borage Oil® Olibanum® Vitamin E
HDL-Spiegel, extrem niedrig	Vitamin E
Heilungsprozesse, Förderung	A.I. Formula® Bromelain Traumeel® Vitamin C Homöopathika
Helicobacter	Antibiotika DGL Plus® Formula SF 734®
Hell-Dunkel-Adaption	Bilberry® Vitamin A

Diagnose/Symptom:	Denke an:
Hepatitis/Hepatopathien	Antioxidant Formula®
	Betacarotin
	B-Komplex
	Darm entlasten
	Kupfer
	LVR Formula®
	Vitamin A
	Vitamin B_{12}
	Vitamin E
Herzerkrankungen, ischämische	Säure-Basen-Haushalt
	Coenzym Q_{10}
	CV forte®
	Magnesium
Herzinsuffizienz	L-Carnitin
	Coenzym Q_{102}
	CV forte®
	Selen
Herzkrankheit, koronare	L-Carnitin
	Coenzym Q_{10}
	CV forte®
	Kupfer
	Magnesium
	Säure-Basen-Haushalt
Herzrhythmusstörungen	L-Carnitin
Histaminspiegel, erhöhte	Allergenkarenz
	Calcium
	Magnesium
	Methionin
	Säure-Basen-Haushalt
	Vitamin B_6
	Vitamin C
Hyperlipidämie	Diät!
	L-Carnitin
	LVR Formula®
	Niacitol
	Ungesättigte Fettsäuren
	Vitamin C
Hypermobilität	Mangan
	Vitamin C
	Homöopathie!
	Nebenniere

Diagnose/Symptom:	Denke an:
Hypertonie	Antioxidant Formula® Calcium Calcium/Magnesium Coenzym Q_{10} CV forte® Kalium Kalium/Magnesium Magnesium Mineral 650® Niacitol Taurin Fasten Gewichtsreduktion Nahrungsmittelallergien Säure-Basen-Haushalt
Hypoglykämie	Diät Adrenal® ADR Formula® Chrom FOS® Kalium L-Carnitin Niacitol Selen Säure-Basen-Haushalt
Hypokaliämie, therapieresistente	Magnesium
Immunerkrankungen	ADR Formula® Adrenal® Betacarotin Black Currant Seed Oil® Flax/Borage Oil® Dysbiose/Candida Entgiften IMM Formula® Immuntherapeutika Riedweg-Mittel Selen Stress Thymus Vitamin C

Diagnose/Symptom:	Denke an:
Infektionen der oberen Atemwege	A.I. Formula® Bromelain NAC Vitamin C Immuntherapeutika Darm entlasten! Amalgam!
Insuffizienz, vaskuläre (jegliche Art)	Bilberry® Ginkgo Vitamin C
Kapillarpermeabilität, erhöhte	Bilberry® Olibanum® Quercetin
Kardiomyopathie	Chelattherapie CV forte® L-Carnitin Selen Taurin
Kardiovaskuläre Krankheiten	Antioxidant Formula® B_{12} Folic B-Komplex Betacarotin Bromelain Chrom CV forte® Ginkgo Kalium/Magnesium Magnesium Mineral 650® P-5-P Säure-Basen-Haushalt Selen Taurin Vitamin E
Katarakt	Antioxidant Formula® Bilberry® Chelattherapie

Diagnose/Symptom:	Denke an:
Katarakt Forts.	L-Methionin Selen Taurin Vitamin C
Keratosis follicularis	Vitamin A
Knochenheilung, -wachstum	Beinwell/Symphytum +Cal+® Calciumcitrat Calciumcitrat/-malat Calcium/Magnesium Calcium MCHA® Vitamin A Säure-Basen-Haushalt
Knorpelschäden	Black Currant Seed Oil® Flax/Borage Oil® Glucosamin-Sulfat Zeel®
Koffeinentzug	ADR Formula® Adrenal®
Kontrazeptiva-Einnahme	B_{12} Folic® Folsäure LVR Formula® P-5-P
Krampfadern	Bilberry® Vitamin A Vitamin C Vitamin E
Kupferintoxikation	Mangan, Zink
Lactobacillenmangel	FOS® Lactobazillus sporogenes Sauerkraut Vital-Dophilus®
Leberkrankheiten	Darm sanieren LVR Formula® FOS® Kalium L-Carnitin Zink

Diagnose/Symptom:	Denke an:
Lichtempfindlichkeit	Betacarotin Bilberry®
Makuladegeneration	Antioxidantien Bilberry® Taurin Vitamin E
Mastopathie, zystische	Progesteron Vitamin E Darmlymphe entlasten
Menopause	Calcium Calcium/Magnesium Menopause Formula® Progesteron Vitamin E siehe Kapitel „Hormonelle Regulation“
Menorrhagie	Darm entlasten Eisen Homöopathika
Migräne	Hormonelle Regulation Magnesium Niacitol® Nahrungsmittelallergie
Mineralstoffmangel	Mineral 650® Einzeldefizite gezielt korrigieren
Mitralklappenprolaps	CV forte®
Morbus Alzheimer	Ginkgo
Morbus Crohn	Amalgam! Candida/Dysbiose! DGL Plus® Olibanum® Selen
Morbus Meniere	Niacitol®
Morbus Parkinson	5-Hydroxy-Tryptophan Methionin

Diagnose/Symptom:	Denke an:
Müdigkeit, chronische	ADR Formula® Adrenal® Antioxidantien Immuntherapeutika Vitamin C Leber! Nutrient 280® Nutrient 950® Ultranutrient®
Mukoviszidose	NAC Pancreatic Enzyme Formula®
Muskelkrämpfe	Calcium/Magnesium Ungesättigte Fettsäuren
Muskelschwäche	L-Carnitin
Myalgie	Kalium/Magnesium Magnesium Selen
Nachtblindheit	Vitamin A
Narben	APM Creme® Ionensalbe forte® Notfall-Salbe
Neuritis, Neuropathien	B_{12} Folic® B-Komplex Niacitol P-5-P Quercetin
Niereninsuffizienz	Calcium Calciumintoxikation ! Homöopathie Phytotherapie! Säure-Basen-Haushalt
Nierensteine	Magnesiumcitrat P-5-P Phytotherapie Urin-pH einstellen!

Diagnose/Symptom:	Denke an:
Obstipation	Ursachen behandeln! Dysbiose FOS® Magnesium Wasser!
Ödeme	P-5-P Nahrungsmittelallergien Phytotherapie
Östrogentherapie	Folsäure Methionin P-5-P Progesteron
Osteoporose	+Cal+® Calciumcitrat Calciumcitrat/-malat Calcium/Magnesium Calcium MCHA® Magnesiumcitrat Menopause Formula® Mineral 650® Progesteron Säure-Basen-Haushalt
Otis media, seröse	Homöopathie NAC
Pankreasschwäche	Pancreatic Enzyme Formula®
Pankreatitis, akut	Selen Vitamin E
Pankreatitis, chronisch	Homöopathie Pancreatic Enzyme Formula® Phytotherapie
Parodontose	Klassische PA-Therapie +Cal+® Calciumcitrat Calciumcitrat/-malat Calcium/Magnesium Calcium MCHA®

Diagnose/Symptom:	Denke an:
Parodontose Forts.	Coenzym Q_{12} Folic Rinse® Mixtura Thymi – Ölziehen Vitamin C Amalgam! Säure-Basen-Haushalt
Parasitosen, intestinale und urogenitale	Allopathika A.P. Formula®
Phlebitis	Vitamin E
Polyarthritis, chronische	A.I. Formula® Black Currant Seed Oil® Flax/Borage Oil® Glucosamin-Sulfat Olibanum® Quercetin Traumeel® Vitamin E
Postoperativ zur Heilungsförderung	A.I. Formula® Nutrient 280® Nutrient 950® Traumeel® Ultranutrient® Vitamin C
Prämenstruelles Syndrom	PMS Formula® B_{12} Folic® B-Komplex Calcium Calcium/Magnesium Magnesium P-5-P Vitamin E Homöopathika/Phytotherapie Nahrungsmittelallergien Fasten Hormonelle Regulation
Prostata-Adenom	Phytotherapie Selen Zink

Diagnose/Symptom:	Denke an:
Raynaud Syndrom	Niacitol®
Reflexpunkte, lokale Therapie	APM Creme® Ionensalbe forte® Rescue Remedy
Restless legs	Eisen Folsäure Zincum metallicum, homöpathisch Zink
Retinopathien	Antioxidant Formula® Betacarotin Bilberry® Quercetin Selen Vitamin C Vitamin E Chelattherapie
Schlaflosigkeit	B_{12} Folic® Calcium Calcium/Magnesium Magnesium Melatonin Phytotherapeutika Vitamin B_6 Vitamin E
Schwangerschaft	B_{12} Folic® Eisen Folsäure Magnesium Nutrient 280® Nutrient 950® P-5-P bei Übelkeit Ultranutrient® Zink
Schwermetallentgiftung wie Hg, Cd, Pb	DMPS DMSA EDTA Kupfer

Diagnose/Symptom:	Denke an:
Schwermetallentgiftung Forts.	Lymphmittel Mineral 650® NAC Niacitol® Vitamin C Zink
Senilität	Acetyl-l-Carnitin Ginkgo Vitamin E
Serumkupfer, erhöhtes	Methionin Zink
Sinusitis	A.I. Formula® Bromelain NAC Quercetin Phytotherapie/Homöopathie
Sportverletzungen	A.I. Formula®
Sportliche Ausdauer Steigerung der	Bromelain Coenzym Q_{10} L-Carnitin Traumeel®
Sprue	Calcium Dysbiose
Steatorrhoe bei Malabsorptionssyndrom	Multizyme® Pancreatic Enzyme Formula®
Stillzeit	+Cal+® Calcium/Magnesium Homöopathie Nutrient 280® Nutrient 950® Ultranutrient®
Störfelder, lokale Therapie	APM Creme® Ionensalbe forte® Rescue Remedy
Stresszustände	ADR Formula® Adrenal Folsäure P-5-P Vitamin C

Diagnose/Symptom:	Denke an:
Tendinitis	A.I. Formula® Bromelain Olibanum® Traumeel®
Thrombophlebitis	A.I. Formula® Antioxidantien Bromelain Bilberry® Vitamin C Vitamin E
Tinnitus	Polyglobulie? Ginkgo Magnesium Amalgam! HWS/Orale Orthopädie Säure-Basen-Haushalt
Trauma	A.I. Formula® Bromelain Traumeel®
Tremor	Magnesium
Uebererregbarkeit	Kalium Kalium/Magnesium
Ulcera ventriculi et duodeni	Helicobacter? DGL Plus® Formula SF 734®
Umweltbedingte Schäden	Antioxidant Formula® Antioxidantien: Vitamin C, E, Selen, Betacarotin
Unfruchtbarkeit	Selen Zink Amalgam! Hormonelle Regulation Phytotherapeutika/Homöopathika
Varizen	Bilberry®
Vaskulitis	Antioxidantien Bilberry®

Diagnose/Symptom:	Denke an:
Verletzungen jeder Art	Rescue Remedy Traumeel®
Viruserkrankungen, chronische	Antioxidant Formula® Engystol® Immuntherapeutika Nosodentherapie Ursachen suchen! Vitamin C
Wadenkrämpfe, nächtliche	Magnesium Vitamin E Vitamin F
Wundheilung	Traumeel® Vitamin C Zink
Zirrhose	B_{12} Folic® B-Komplex L-Carnitin LVR Formula® Darm entlasten!
Zoonosen	A.P. Formula® Allopathika

Präparateverzeichnis/Dosierungsübersicht

Produkt	Dosierung Normal	Dosierung Maximal	Empfohlene Einnahme
Acetyl-l-Carnitine® 500 mg (PE) S. 27	1-2 x 1		täglich zwischen den Mahlzeiten
A.C. Formula® (PE) S. 49	3 x 1	3 x 2	täglich, vor oder während der Mahlzeiten mit mind. 0,2 l Wasser
ADR Formula® (PE) S. 97	2-1-0	3 x 2	täglich, vor oder zu den Mahlzeiten
Adrenal® (PE) S. 96	2-1-0		täglich, vor den Mahlzeiten
A.I. Formula® (PE) S. 68	3 x 1-2	3 x 4	täglich, zwischen den Mahlzeiten
Algasan® (Bioforce) S. 98	1-2		morgens
Ampho-moronal® Tabletten (Squibb-Heyden) S. 48	3 x 1		täglich, nach den Mahlzeiten
Ampho-moronal® Susp. (Squibb-Heyden) S. 47	4 x 1 ml		Mundspülung, nach jeder Mahlzeit und abends vor dem Schlafengehen; danach schlucken!
Androstenedione® (PE) S. 97	1 x 1		zur Mahlzeit
Antioxidant Formula® (PE) S. 35	3 x 1	3 x 2	täglich, vor oder zu den Mahlzeiten
A.P. Formula® (PE) S. 60	3 x 1	3 x 2	täglich, mit einem Glas Wasser vor den Mahlzeiten für 3-4 Wochen. Nach Kontrolle falls nötig nochmals 3-4 Wochen.
Armour Thyroid®® (Forest Pharmaceuticals) S. 99	1/2 Startdosis 1-2 3/4-1 1-1,5		täglich, nach 2-3 Wochen erhöhen auf 1-2/d täglich, Erwachsene täglich, Kinder 1-5 Jahre täglich, Kinder 6-12 Jahre
Ascorbyl Palmitate® (PE) S. 152	1-3		täglich, ein- bis mehrfach

Produkt	Dosierung Normal	Dosierung Maximal	Empfohlene Einnahme
Ascorbinsäure, oral (diverse Präparate) S. 152	1 g	10 g	über den Tag verteilt mit viel Flüssigkeit
Ascorbinsäure, parenteral (div. Präpar.) S. 153	10 g in100 ml NaCl	20-50 g in 500 ml NaCl	
Basengel 7% S. 131	b. Bed.		mehrmals täglich auftragen
Basensalbe S. 131	b. Bed.		mehrmals täglich auftragen
Basenpulver II S. 130	1/4 Teel. 1-2 x		täglich, in 0,3 l Wasser; nicht zu den Mahlzeiten!
Basenpulver III S. 130	1/4 Teel. 1-2 x		täglich, in 0,3 l Wasser; nicht zu den Mahlzeiten!
B-Complex Plus® (PE) S. 144	1-2 x 1	3 x 1	täglich, zu den Mahlzeiten
B_{12} Folic® (PE) S. 147	1 x 1	2 x 1	täglich, zu den Mahlzeiten
Beta Carotene® (PE) S. 36	1 - 2	3 x 2	täglich, zu den Mahlzeiten
Bilberry® (PE) S. 38	3 x 1	3 x 3	täglich, verteilt zwischen den Mahlzeiten
Bio Gyn® (Thorne) S. 91	2 x 1	3 x 1	täglich
Black Currant Seed Oil® (PE) S. 141	3 x 2	3 x 3	täglich
Borax D3-D12 S. 52	3-6 x 1 Tbl. oder 5 Globuli oder 5 Tr.		
Bromelain 2000® (PE) S. 77	3 x 2	3 x 4	täglich, zwischen den Mahlzeiten, als Entzündungshemmer
	1	2	zu jeder Mahlzeit, zur Verdauungsförderung
Buffered Ascorbic Acid® 500 mg (PE) S. 152	1-10 g		täglich

Produkt	Dosierung Normal	Maximal	Empfohlene Einnahme
+Cal+® (PE) S. 111	3 x 1-2	3 x 2-3	täglich, zu den Mahlzeiten
Calcium/Magnesium® (PE) S. 110	2-3 x 1	3 x 2	täglich, zu den Mahlzeiten
Calcium citrate® (PE) S. 109	2-3 x 1	3 x 2	täglich, zu den Mahlzeiten
Calcium (citrate/malate)® (PE) S. 110	2-3 x 1	3 x 2	täglich, zu den Mahlzeiten
Calcium/Magnesium® (PE) S. 110	2-3 x 1	3 x 2	täglich, zu den Mahlzeiten
Calcium (MCHA)® (PE) S. 110	2-3 x 1	3 x 2	täglich, zu den Mahlzeiten
Cefasept® (Cefak) S. 102	1-2 ml i.m., .s.c., i.v.		täglich
Cefalymphat® (Cefak) S. 106	3 x 30 Tr. 5-10 Tr.		täglich täglich, Kinder unter 5 Jahren
Chromium (picolinat)® 500 mcg (PE) S. 117	1 x 1	2 x 1	täglich, zu den Mahlzeiten
Chromium® (nia CHROM) (PE) S. 117	1 x 1	2 x 1	täglich, zu den Mahlzeiten
CoQ_{10}® (PE) S. 80	1-4		täglich, zwischen den Mahlzeiten
Copper® (PE) S. 122	1 x 1	3-4 x 1	täglich
Copper Citrate® (Thorne) S. 122	1 x 1	3-4 x 1	täglich
Copper Picolinate® (Thorne) S. 122	1 x 1	3-4 x 1	täglich
Cupric Sulfate® (American Regent Laboratories) S. 122	1 Amp. i.v.	täglich, im Akutstadium	
CV Forte® (PE) S. 85	3 x 1	3 x 2	täglich, zu den Mahlzeiten
Cyste Plus II® (Thorne) S. 32	3 x 1		täglich, zu den Mahlzeiten; für Kinder

Produkt	Dosierung Normal	Maximal	Empfohlene Einnahme
d-alpha-tocopherol® (PE) S. 155	1 x 1	3 x 1	täglich, zu den Mahlzeiten
DGL Plus® (PE) S. 54	3 x 2	4 x 4	täglich, vor oder zwischen den Mahlzeiten
DL-Phenylalanine® (Thorne) S. 33	2-3 x 2		täglich
DMPS/DMSA S. 135	siehe Einnahmeschema im Kapitel		
Edetate Disodium Injection USP® (McGuff) S. 136	siehe Herstellerangaben		
Engystol® (Heel) S. 101	1 Amp. sc., i.v. oder als Trinkampulle		täglich
Esberitox® (Schaper & Brümmer) S. 101	siehe Herstellerangaben		
Flax/Borage Oil® (PE) S. 141	3 x 2	3 x 3-4	täglich, zu den Mahlzeiten
Folate® (PE) S. 148	1 x 1	2 x 1	täglich, zu den Mahlzeiten
Folic Acid Liquid® (PE) S. 149	2 x 5 Tr. in 5 ml Wasser	2 x 10 Tr.	nur zur Mundspülung verwenden, dann ausspucken
Formula SF 734® (Thorne) S. 59	4 x 2		täglich,vor den Mahlzeiten; maximal 8 Wochen
FOS® (PE) S. 62	Bis zu 3 geh. TL tägl. 1-2 TL. täglich		Initialdosis Erhaltungsdosis
Galivert® (Lühr-Lehrs) S. 52	1-2 x 6 Tr.		täglich
Ginkgo 250® (PE) S. 86	3 x 1	3 x 2	täglich, zu den Mahlzeiten
Glucosamine-Sulfate® (PE) S. 70	3 x 1		täglich
Glycine® (Thorne) S. 29	3 x 1	3 x 2	täglich
Grape Pip® (PE) S. 42	3 x 1		täglich, zu den Mahlzeiten

Produkt	Dosierung Normal	 Maximal	Empfohlene Einnahme
Heralvent® (Lühr-Lehrs) S. 52	1-2 x 6 Tr.		täglich
Homocysteine Factors® (PE) S. 87	1 x 1	2 x 1	täglich, zur Mahlzeit
Humatin® (Parke-Davis) S. 61	Dosierung nach Körpergewicht, siehe Packungsbeilage		
5-Hydroxytryptophan® (PE) S. 95	1 Kps.		täglich, vor dem Abendessen
Hylak N® (Merckle) S. 64	3 x 40 Tr. 3 x 20 Tr. 3 x 15-20 Tr.		täglich, in den ersten Tagen, vor oder während der Mahlzeiten in reichlich Flüssigkeit täglich als Erhaltungsdosis Säuglinge und Kinder
IMM Formula® (PE) S. 102	3 x 1	3 x 2	täglich, 30 Minuten vor oder zwischen den Mahlzeiten
Iodine & Tyrosine® (Thorne) S. 99	2 x 2		täglich
Iron-C® (PE) S. 119	1 x 1	2 x 1	täglich, zu den Mahlzeiten
Iron Picolinate® (Thorne) S. 119	1 x 1	2 x 1	täglich, zu den Mahlzeiten
Kaprycidin® (Ecological Formulas) S. 49	3 x 1	3 x 2	täglich, zu den Mahlzeiten
Lactobacillus Sporogenes® (PE) S. 63	3 x 1		täglich, zwischen den Mahlzeiten
l-Carnitine® (PE) S. 28	3 x 1	3 x 2	täglich, zu den Mahlzeiten
l-Glutamine® 1 gram (PE) S. 28	3-20 g		täglich, zwischen den Mahlzeiten
Lymphaden® (Hevert) S. 106	3 x 25-30 Tr. 40 Tr.		täglich stündlich, in akuten Fällen
Lymphdiaral® (Pascoe) S. 107	3 x 10 Tr. 3 x 4-5 Tr.		täglich, Erwachsene täglich, Kinder von 1-10 Jahren
Lymphomyosot® (Heel) S. 107	3 x 15-20 Tr.		täglich

Produkt	Dosierung Normal	Maximal	Empfohlene Einnahme
l-Lysine® (PE) S. 29	3 x 1	3 x 2	täglich, zwischen den Mahlzeiten
l-Methionine® (PE) S. 31	2-3 x 1	3 x 2	täglich, zu den Mahlzeiten
L-Tyrosine® (Thorne) S. 34	3 x 1	3 x 2	täglich
LVR Formula® (PE) S. 104	2 -3 x 1	3 x 2	täglich, zu den Mahlzeiten
Magnesium (citrate)® (PE) S. 123	3 x 1	3 x 2	täglich, zu den Mahlzeiten
Magnesium (aspartate)® (PE) S. 123	3 x 1	3 x 2	täglich, zu den Mahlzeiten
Magnesium (glycinate)® (PE) S. 124	3 x 1	3 x 2	täglich, zu den Mahlzeiten
Manganese® (PE) S. 125	1 x 1	3 x 1	täglich, zu den Mahlzeiten
Melatonin 0,5 mg® (PE) S. 94	1 x 1		täglich, 30-60 Minuten vor dem Einschlafen
Menopause Formula® (PE) S. 92	siehe Herstellerangaben		
Metaplex® (Thorne) S. 26	3 x 1	3 x 3	täglich
Mineral 650® (PE) S. 128	3 x 1	3 x 2	täglich, zu den Mahlzeiten
Mixtura Thymi (Apotheke) S. 51	1/4-1/2 TL		mit 1 Teel. Sonnenblumenöl mischen und Öl ziehen
Multizyme® (Thorne) S. 78	3 x 1		täglich, zu den Mahlzeiten
Mutaflor® (Ardeypharm) S. 64	siehe Herstellerangaben		
NAC® (PE) S. 32	3 x 1	3 x 2	täglich

Produkt	Dosierung Normal	Maximal	Empfohlene Einnahme
Niacitol® (PE) S. 145	3 x 1	3 x 2	täglich, zu den Mahlzeiten
Nutrient 950® (PE) S. 156	1-3 x 1	3 x 2	täglich, zu den Mahlzeiten
Nutrient 280® (PE) S. 156	1-3 x 1	3 x2	täglich, zu den Mahlzeiten
Nystatin Pulver (Apotheke) S. 48	3 x 0,1 g		täglich, nach jeder Mahlzeit, zur Mundspülung
Nystatin Kapseln (Apotheke) S. 48	3 x 1	3 x 2	täglich, nach jeder Mahlzeit; evt. zusätzlich nach jeder Mahlzeit eine Kapsel geöffnet zur Mundspülung
Olibanum RA-Tropfen® (Zilly) S. 76	siehe Herstellerangaben		
Omniflora® (Zyma) S. 64	3 x 1 1-2 x 1	3 x 2	täglich für Erwachsene täglich für Kinder
Oricant® (Lühr-Lehrs) S. 52	1-2 x 6 Tr.		täglich
Ozovit® (Pascoe) S. 54	2 x 1-3 Meßl.		täglich, ca. 1 Stunde nach den Mahlzeiten
P-5-P-50® (PE) S. 146	1 x 1	2 x 1	täglich, zu den Mahlzeiten
Pancreatic Enzyme Formula® (PE) S. 78	1-2 2-4		täglich, mit jeder Mahlzeit inkl. großer Zwischenmahlzeiten bei hochgradiger Pankreasinsuffizienz oder Mukoviszidose: täglich mit jeder Mahlzeit inkl. großer Zwischenmahlzeiten
Perenterol® (Tiemann) S. 65	siehe Herstellerangaben		
Phosphatidylcholine® (Thorne) S. 25	siehe Herstellerangaben		
Pineal plus® (Thorne) S. 95	2 x 1	3 x 1	täglich

Produkt	Dosierung Normal	Maximal	Empfohlene Einnahme
Pituitary plus® (Thorne) S. 96	2 x 1	3 x 1	täglich
PMS Formula® (PE) S. 91	siehe Herstellerangaben		
Potassium® (PE) S. 120	2 x 1	3 x 2	täglich, zu den Mahlzeiten
Potassium/Magnesium® (aspartate formula) (PE) S. 124	3 x 1	3 x 2	täglich, zu den Mahlzeiten
Pro Gest Creme® (Transitions for Health, Portland) S. 92	siehe Herstellerangaben		
Pure Ascorbic Acid® 1000 mg (PE) S. 152	siehe Herstellerangaben		
Quercetin® (PE) S. 41	3 x 1	3 x 2	täglich, 20-30 Min. vor den Mahlzeiten
Reduced Glutathione® (PE) S. 37	3 x 1	3 x 2	täglich
Rescue Remedy S. 87	4 x 4 Tr.	stündl. 4 Tr.	täglich; bei Bedarf beliebig zu steigern
RöStrumal NEU stand.® (Pharmakon) S. 99	2-4 3-4 2-4 1-2		täglich, Erwachsene täglich, in Schwangerschaft und Stillzeit täglich, zur Rezidivprophylaxe täglich, Säuglinge und Kinder
SaccharoFlora® (PE) S. 65	3 x 1	3 x 2	täglich, zwischen den Mahlzeiten
Salviathymol N® (Hetterich) S. 50	10-20 Tr.		auf 1/2 Glas warmes Wasser zum Gurgeln; unverdünnt zum Touchieren und Einmassieren in das Zahnfleisch
Selenium® (PE) S. 126	1	2	täglich, zu einer bzw. zwei Mahlzeiten
Taurine® (PE) S. 34	3 x 1	3 x 2	täglich, zu den Mahlzeiten
Tonsilla comp.® (Heel) S. 103	3 x wöchentlich 1 Amp. i.c., s.c., i.m., i.v. oder oral		

Produkt	Dosierung Normal	Maximal	Empfohlene Einnahme
Traumeel® (Heel) S. 68	siehe Herstellerangaben		
Ultra Nutrient® (PE) S. 157	3 x 1	3 x 2	täglich, zu den Mahlzeiten
Undecyn® (Thorne) S. 50	3 x 1	3 x 2	täglich, zu den Mahlzeiten
Undecyn II® (Thorne) S. 50	3 x 1	3 x 2	täglich, zu den Mahlzeiten
Utrogestan® (Laboratoires Besins Isovesvo) S. 93	siehe Herstellerangaben		
Vital Dophilus® (Klaire Laboratories) S. 66	3 x 1	3 x 2	täglich, zu oder nach den Mahlzeiten
Vitamin A® (PE) S. 143	1 x 1		täglich; nicht in den ersten Schwangerschaftsmonaten!
Vitamin C® (McGuff) S. 153	siehe Herstellerangaben		
Vitamin C-Injectopas® 7,5 g (Pascoe) S. 153	siehe Herstellerangaben		
Taurine® (PE) S. 34	3 x 1	3 x 2	täglich, zu den Mahlzeiten
Zeel® (Heel) S. 69	siehe Herstellerangaben		
Zinc 15® (PE) S. 127	1	2 x 1	täglich abends, bzw. je mittags und abends zur Mahlzeit
Zinc 30® (PE) S. 127	1	2 x 1	täglich abends, bzw. je mittags und abends zur Mahlzeit

Muskel	Organbezeichnung	Nahrungsfaktoren
Adduktoren	Reproduktionsorgane	Vit. C
Bauchmuskulatur	Duodenum	Vit. E, Vit. B, Darmmittel, Co Q_{10}
Bizeps	Magen	Vit. B-Komplex, Betain-HCL
Brachioradialis	Magen	Vit. B-Komplex, Betain-HCL
Coracobrachialis	Lunge	Vit. C, Wasser!
Deltoideus	Lunge	Vit. C, Wasser!, RNA, Beta-Carotin
Diaphragma	Lunge	Vit. C, Wasser
Glutaeusgruppe	Reproduktionsorgane	Vit. E, Niacin, Zink, Organextrakte der Reproduktionsorgane, entsprechende Homöopathika inclusive Nosoden und Phytotherapeutika
Gracilis	Nebenniere	Vit. C
Hamstrings	Rektum	Vit. E
Iliopsoas	Niere	Vit. A, Vit. E, Wasser!, Nieren- und Blasenmittel, Nosoden!
Infraspinatus	Thymus	Thymuspräperate, Vit. C, Vit. A, Zink u.Kupfer samt Schwermetallbelastung beachten!
Latissimus Dorsi	Pankreas	Pankreasenzyme und -organextrakte, Vit. A + F, Betain, Zink, pankreasstimulierende Phytotherapeutika und Homöopathika
Levator Scapulae	Nebenschilddrüse	Organextrakt Gl. Parathyreoidea, alle Faktoren des Calciumstoffwechsels
Nackenextensoren und -flexoren inkl. SCM	Nasennebenhöhlen	Vit. B_6 u. B_3, organisches Jod (Kelp), pflanzliche und homöopathische Nasennebenhöhlentherapeutika insbesondere Nosoden und Drainagemittel
Pectoralis major (claviculärer Anteil)	Magen	Vit. B, Vit. G, bei bilateraler Schwäche: Zink, Phytotherapeutika zur Magenstimulation (Amara-Mischung), Betain-HCl

Muskel	Organbezeichnung	Nahrungsfaktoren
Pectoralis major (sternaler Teil)	Leber	Vit. A, Gallensalze, Organextrakt Leber-Phytotherapeutika und Homöopathika
Pectoralis minor	Lymphsystem	Wasser! Lymphmittel, Zink, RNA, Vit. B_3
Peronaeusgruppe	Blase	Vit. B, Vit. A, Vit. C, Bioflavonoide
Piriformis	Reproduktionsorgane	Vit. E, Vit. A, Niacin, Zink, Organextrakte der Reproduktionsorgane, entsprechende Homöopathika inkl. Nosoden und Phytotherapeutika
Popliteus	Gallenblase	Vit. A, Vit. F, Betain, Gallensalze, Leber-/Gallemittel
Rectus femoris (Quadrizeps)	Dünndarm	Vit. D, Vit. B-Komplex, Calcium, CoQ_{10}, Darmflora-Präparate, Candida?!
Sacrospinalis	Blase	Vit. A, Vit. C, Bioflavonoide
Sartorius	Nebenniere	Nebennierenpräparate (Homöopathika und Organextrakte mit assoziierten Faktoren wie Ginseng u.a.), Vit. C, Mangan, Tyrosin, B-Komplex
Serratus anterior	Lunge	Vit. C, Wasser!, Beta-Carotin
Subclavius	—	Magnesium
Subscapularis	Herz	Vit. E, Vit. G, Vit. B_2, Vit. B_3, Carnitin, Herzmittel
Supraspinatus	Gehirn	RNA, essentielle Aminosäuren, Cholin
Tensor Fasciae Latae	Dickdarm	Acidophilus, Bifidus, andere Darmkeime, Vit. D, Vit. B-Komplex
Teres Major	Wirbelsäule	Säure-Basen-Haushalt, Vit. B_{12}, Kalium und andere Mineralsalze, Zink
Teres Minor	Schilddrüse	Organisches Jod (Kelp), Tyrosin, Schilddrüsenextrakt, homöopathische und phytotherapeutische Schilddrüsenmittel

Muskel	Organbezeichnung	Nahrungsfaktoren
Tibialis anterior	Blase	Vit. B, A, E, C, Bioflavonoide, Kalium, Nieren- und Blasenmittel
Tibialis posterior	Nebenniere	Tyrosin, B-Komplex, Vit. C, Mangan, Ginseng, Nebennierenpräparate
Trapezius, oberer Teil	Auge, Ohr	Vit. F, Vit. C, Vit. A, Vit. B, Vit. G, Calcium
Trizeps	Milz/Pankreas	Pankreasenzyme und -organextrakte, Zink,Vit. A, Vit. F, Betain-HCL, pankreas-stimulierende Phytotherapeutika und Homöopathika
Wadenmuskulatur (Soleus und Gastrocnemius)	Nebenniere	Vit. C

Adressen

Kontaktadressen für orthomolekulare Reinstpräparate und Spezialrezepturen

bio-mineral GmbH
Frauenstr. 17
D-80469 München

Centropa Pharma
Waltherstr. 27
D-80337 München

Struwwelpeter Apotheke
An der Hauptwache
D-60313 Frankfurt /Main

Vitamineral
Altenhagener Str. 60
D-58097 Hagen

Fa. WaMed GesmbH
Brandhofgasse 24/III
A-8010 Graz

Homöopathika/Phytotherapeutika

Cefak Arzneimittel
Ostbahnhofstr. 15
D-87437 Kempten

Biologische Heilmittel
Heel GmbH
Dr.-Reckeweg-Str. 2-4
D-76532 Baden-Baden

DHU
Ottostr. 24
D-76227 Karlsruhe

Phoenix Laboratorium
Benzstr. 10
D-1149 Bondorf

Dr. Loges Arzneimittel
Postfach 1262
D-21423 Winsen 7

Nestmann & Co.
Weiherweg 17
96199 Zapfendorf
D-73011 Göppingen

Pascoe GmbH
Schiffenberger Weg 55
D-35394 Giessen

Staufen-Pharma GmbH & Co.
Postfach 1143
D-73033 Göppingen

Labors:	Leistungen:
Dr. Bayer Bopserwaldstr. 26 D-70003 Stuttgart	Vollblut-Mineralstoffanalyse, Vitamine, Spurenelemente Umweltanalytik/Toxikologie, Urinanalytik: DMPS-Test, Säure-Basen-Test nach Sander, Candida-Serologie
Bio-Labor Frauenstr. 17 D-80469 München	Vollblut-Mineralstoffanalyse, Vitamine, Spurenelemente, Candida-Serologie, IgG-Nahrungsmitteltest, DMPS-Test, Haaranalyse
Great Smokies Diagnostic Laboratory 18A Regent Park Boulevard Asheville, NC 28806 USA	Mikrobiologie, Parasiten Funktionelle Dysbiosetests Funktionelle Lebertests
Laborgemeinschaft Bayerischer Ärzte Mittererstr. 3 D-80336 München	DMPS-Test, modernste Serologie, Sehr gute Laborinformationen: Histamin, NM- und Med. Allergien, Homocystein, Helicobacter usw.
Labor Drs. Hauss Postfach 1207 D-24340 Eckernförde	Mykologisches Speziallabor
MikroGen Medizinisch-chemisches Laboratorium Züricherstr. 146 CH-8640 Rapperswil	Diagnostik nach Dr. Carl Pfeiffer

Ausbildung und Informationen zur AK:

AKSE
Wolfgang Gerz
Sonnenlängstr. 2
D-81369 München
Fax: 089-781928

Internationale Ärztegesellschaft für Applied Kinesiology e.V. (IÄAK)
St. Veiterstr. 34
A-9020 Klagenfurt
Fax: 0043-463-358 000
Büro Deutschland:
Schützenstr. 12 a
D-82229 Seefeld
Fax: 08152-79273

International College of Applied Kinesiology – Deutschland e.V. (ICAK-D)
Leopoldstr. 33
D-80802 München
Tel.: 089-3810030
Fax: 089-38100318

George Goodheart Institut
Traubengasse 19
91154 Roth
Tel.: 09171-5298
Fax.: 09171-4678

Literatur

Aschner, B, „Technik der Kostitutionstherapie." Haug-Verlag, Heidelberg 1995.

Barnes, BO, Galton, L, „Hyperthyroidism: The Unsuspected Illness." Thomas Y. Crowell Co, New York 1976.

Budwig, J, „Das Fettsyndrom." Hyperion-Verlag, Freiburg 1994.

Dietl, H, „Handbuch der OM: Prävention und Therapie durch Körpereigene Substanzen." Haug-Verlag, Heidelberg 1994.

Fonk, I, „Darmparasitose – die zentrale Immunstörung." ML-Verlag, Uelzen 1992.

Fonk, I, „Erworbene Hauterkrankungen/Rickettsienscabies ein neues Krankheitsbild?" Erfahrungsheilkunde 8, Seite 450-460, 1994.

Fonk, I, „Immunsystemischer Testaufbau für die Elektroakupunktur nach Voll." Ärztezeitschrift für Naturheilverfahren 10, 805-810, 1988.

Fonk, I, „Infektions-Prophylaxe mit Nosoden." Panta 2, Heft 1, 1991.

Fonk, I, „Klimakterium/Hormontherapie." Panta 4, Heft 4, 1993.

Fonk, I, „Parasitosen – Therapie mit Homöopathika und Allopathika in Kombination." Panta 5, Heft 3, 1994.

Fonk, I, „Seronegative Toxoplasmose. Was leistet das moderne Labor bei Immuninsuffizienz?" In: Voll, R.: Neue Forschungsergebnisse der Elektroakupunktur nach Voll, ML-Verlag, Uelzen 1987.

Fonk, I, „Zahnsanierung – Ein gesundheitliches Risiko?" Ärztezeitschrift für Naturheilverfahren 6, 478-484, 1991.

Gerz, W, „Lehrbuch der Applied Kinesiology (AK) in der naturheilkundlichen Praxis." AKSE-Verlag, München 1996.

Gerz, W, „Ganzheitliche Therapiemöglichkeiten bei Schwermetallbelastung am Beispiel des Quecksilbers/Amalgam." Centropa Pharma Vertriebs eG, München 1995.

Gerz, W, „Hilfe durch Naturheilweisen." (über AKSE-Verlag, München).

Gerz, W, „Applied Kinesiology (AK) – Einsatzmöglichkeiten in der Diagnostik und Therapie von Candidosen und anderen Mykosen. (über AKSE-Verlag, München).

Karl, J, „Das lymphatische System." Pflaum-Verlag, München 1989.

Lebowitz, M. „Correcting Chronic Health Problem." (über AKSE-Verlag, München).

Lee, JR, „Natürliches Progesteron." AKSE-Verlag, München 1997.

Naegeli, O, „Nervenleiden und Nervenschmerzen." Haug-Verlag, Heidelberg 1978.

Nolting, S, „Mykosen des Verdauungstraktes." medi, Hamburg 1994.

Pfeiffer, C, „Nährstoff-Therapie bei psychischen Störungen." 4. Aufl., Haug-Verlag, Heidelberg 1993.

Randolph, TG, „Allergien: Folgen von Umweltbelastung und Moss, RW, „Ernährung." Verlag C.F. Müller, Karlsruhe 1986.

Rauch, E, „Lehrbuch der Diagnostik und Therapie nach F.X. Mayr." Haug-Verlag, Heidelberg 1994.

Riedweg, F, „Hormonmangel." 2. Auflage, Johannes Sonntag Verlagsbuchhandlung, 1997.

Schmitt, W, „Common Glandular Dysfunctions in the General Practice." Applied Kinesiology Study Program, Chapel Hill, North Carolina 1981 (über AKSE-Verlag, München).

Weiß, RF, Fintelmann, V, „Lehrbuch der Phytotherapie." Hippokrates-Verlag, Stuttgart 1997.

Werbach, MR, „Nutritional Influences on Illness." 2nd Ed. Third Line Press, Tarzana, CA, 1993.